DE LA

MÉTRITE CHRONIQUE

DANS SES RAPPORTS AVEC L'ARRÊT D'INVOLUTION DE L'UTÉRUS

APRÈS L'ACCOUCHEMENT ET L'AVORTEMENT

PAR

Etienne-Raoul FAUQUEZ,

Docteur en médecine de la Faculté de Paris,
Officier d'Académie,
Interne à l'hospice Saint-Lazare.

PARIS

V. ADRIEN DELAHAYE et Cie LIBRAIRES-ÉDITEURS

PLACE DE L'ECOLE-DE-MÉDECINE

—

1879

DE LA

MÉTRITE CHRONIQUE

DANS SES RAPPORTS AVEC L'ARRÊT D'INVOLUTION DE L'UTÉRUS

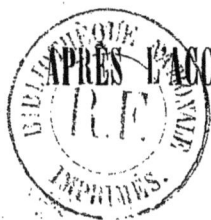

APRÈS L'ACCOUCHEMENT ET L'AVORTEMENT

PAR

Etienne-Raoul FAUQUEZ,

Docteur en médecine de la Faculté de Paris,
Officier d'Académie,
Interne à l'hospice Saint-Lazare.

——•——

PARIS

V. ADRIEN DELAHAYE et Cie LIBRAIRES-ÉDITEURS

PLACE DE L'ECOLE-DE-MÉDECINE
—
1879

DE LA MÉTRITE CHRONIQUE

DANS SES RAPPORTS AVEC L'ARRÊT D'INVOLUTION DE L'UTÉRUS

APRÈS L'ACCOUCHEMENT ET L'AVORTEMENT

AVANT-PROPOS.

Depuis que nous sommes attaché à la Clinique libre des
maladies des femmes de M. le Dr Chéron, en qualité de
chef de clinique, et à son service de l'hospice Saint-Lazare,
en qualité d'interne, il nous a été donné de voir un grand
nombre d'affections utérines, et nous avons été frappé des
nombreux cas dans lesquels la métrite chronique se présentait chez des femmes dont l'utérus notablement hypertrophié dépassait les pubis, était lourd à déplacer, presque
toujours abaissé ou renversé, présentant une augmentation de volume de l'organe et un agrandissement considérable de la cavité facile à constater au moyen de la sonde
utérine. Nous avons eu l'idée de rechercher avec soin dans
quelles circonstances s'étaient produites ces augmentations

de volume et, sauf des cas assez rares où la métrite chronique s'était déclarée, soit chez de jeunes mariées, soit chez des nullipares, à la suite d'abus sexuels, ou avait succédé à une métrite puerpérale ou à une congestion permanente, nous avons toujours trouvé qu'elles s'étaient établies chez des femmes qui avaient négligé de prendre les précautions les plus élémentaires après l'accouchement ou la fausse couche, qui, trop tôt après la délivrance, avaient quitté leur lit, étaient sorties, avaient repris des travaux souvent très-pénibles et s'étaient livrées prématurément aux rapports du mariage.

La relation entre la métrite chronique et les causes que nous venons d'énumérer, nous a semblé intéressante à étudier et, depuis longtemps, nous n'avons cessé d'observer et de noter avec soin les particularités de ce genre que présentaient nos malades.

En effet, nous nous sommes demandé si l'augmentation de volume si considérable de l'utérus que nous avons souvent rencontrée, si l'augmentation énorme de la cavité de cet organe qui l'accompagne devaient être exclusivement considérées comme le résultat du travail inflammatoire d'où résulte la métrite, ou si plutôt, dans ce cas là, la métrite n'avait pas frappé un organe incomplétement revenu sur lui-même, arrêté dans son travail de régression, l'arrêt d'involution agissant comme cause irritative dans un organisme atteint de diathèse.

C'est ce point de vue là que nous comptons traiter dans ce travail qui comprend l'étude des questions suivantes, qui nous a semblé indispensable au développement d'un semblable sujet.

Ce travail comprend : l'histologie normale de l'utérus, les modifications que subissent pendant la grossesse les éléments dont il est formé, les modifications de ces mêmes éléments après l'accouchement ou l'avortement ; nous traitons de la durée du temps que ces modifications mettent à s'accomplir, des effets produits par l'arrêt dans ces modifications, des causes de cet arrêt, puis nous passons à l'étude des causes de la métrite chronique, de la prophylaxie de cette forme morbide dans ses rapports avec l'arrêt d'involution et enfin au traitement que l'on peut opposer avec succès à cette affection. Enfin, à l'appui de cette manière d'envisager la question, nous rapportons les principales observations que nous avons recueillies. Elles sont au nombre de vingt-cinq. Trois d'entre elles sont accompagnées d'autopsies faites à Saint-Lazare dans le service de M. le Dr Chéron. Nous en avons fait dessiner les pièces ; nous les reproduisons dans ce travail.

I

HISTORIQUE

Le retour de l'utérus à son état primitif après l'accouchement et l'avortement, la durée de ce retour, les causes et les conséquences de l'arrêt de ce travail physiologique ont été étudiées à diverses époques par un certain nombre de gynécologistes ; et, si tous ne s'accordent pas sur la manière dont il s'opère, ni sur sa durée, les opinions sont identiques quant aux conséquences.

La question a été bien étudiée en Allemagne, en Angleterre et en France.

Le Dr Lever, en 1844, dans *Guy's hospital reports*, signale l'hypertrophie de l'utérus par suite de l'arrêt ou de la lenteur dans le retour de l'organe à ses dimensions normales.

Le Dr Snow Beck rapporte à la Société médicale de Londres (*The Lancet*, avril 1851) un cas d'hypertrophie de l'utérus sous le nom de « une nouvelle maladie de l'utérus. »

Simpson, en 1853, dans sa Clinique obstétricale et gynécologique, traduite par M. le Dr Chantreuil, étudie l'involution de l'utérus, sa marche et son arrêt.

Il cite, à l'appui, des observations de malades chez lesquelles, à la suite de l'accouchement et de l'avortement, l'utérus était resté pesant et augmenté de volume au point de faire croire, chez l'une du moins, à une tumeur.

Aran, à l'hôpital Saint-Antoine, fait, en 1858, dans ses leçons cliniques sur les maladies de l'utérus et de ses annexes, une belle étude sur l'arrêt d'involution.

Il insiste sur ses causes et sur ses suites et en tire comme conséquence, la congestion de l'utérus, la métrite parenchymateuse aiguë et surtout la métrite parenchymateuse chronique.

A la même époque, le Dr Wieland (thèse, Paris, 1858) publie une étude très-intéressante et très-approfondie de ce sujet, dans laquelle il traite particulièrement de la durée du travail régressif de l'utérus. Il donne des mensurations du volume de cet organe dont il a suivi, jour par jour, la marche rétrograde.

Depuis lors, West, en Angleterre, Scanzoni, en Allemagne, ont insisté sur l'arrêt d'involution comme cause d'affections utérines. Ils en ont étudié l'étiologie, le processus et, quoique n'étant pas d'accord sur la manière dont s'opère cet arrêt, ils en déduisent les mêmes conséquences.

M. Le Dr Autefage, en 1869, publie, dans sa thèse inaugurale, un travail très intéressant sur le retrait de l'utérus après l'accouchement. Il suit, pas à pas, les modifications subies par la tunique musculeuse et par la muqueuse, tant du corps que du col, et il présente un tableau donnant la mensuration de la matrice prise dans sa hauteur réelle, dans sa hauteur au-dessus des pubis et dans sa largeur, du premier au douzième jour après l'accouchement.

Le Dr Chenet (thèse sur l'involution utérine, 1877) a résumé dans cet important travail les opinions des principaux auteurs qui ont étudié la question jusqu'à ce jour, au point de vue de la durée du travail de régression et de son processus, de ses causes et de ses suites qu'il borne à une seule, l'engorgement utérin, refusant d'admettre la métrite parenchymateuse comme conséquence possible.

Enfin, parmi les auteurs qui ont accordé à l'arrêt d'involution de l'utérus une importance de premier ordre dans les affections utérines, nous pouvons citer : Chomel (Dictionnaire de médecine en XXX volumes, inflammation de l'utérus); MM. les Drs Arnould, Rozier (thèses, 1859), Freminéau, Picard (1862), Becquerel (Traité des maladies des femmes, 1859), Dr Elleaume (1869), Fabre (thèse, 1872), Bennett (Traité pratique de l'inflammation de l'utérus, traduction de M. Michel Peter), M. le professeur Courty, Gallard, Hervieux, Robert Barnes, Demarquay et Saint-Vel, Dr de Sinéty. Tous ces auteurs ont signalé la chose et n'ont apporté aucun élément nouveau à la question.

N'oublions pas Kölliker, Heschl, Retzius de Copenhague, Frey, Rindfleisch et particulièrement notre savant histologiste français, M. le professeur Ch. Robin, qui, par leurs remarquables travaux en histologie, ont contribué dans la plus large mesure à éclaircir la question, grâce à la connaissance parfaite qu'ils nous ont donnée de la structure de l'utérus et des modifications que subissent, pendant la grossesse, les éléments dont il est formé.

II.

APERÇU ANATOMIQUE ET HISTOLOGIE NORMALE DE L'UTÉRUS.

Ce travail ayant pour base les modifications que subissent, pendant la grossesse et après l'accouchement, les éléments qui entrent dans la texture de l'utérus, il est bon d'entrer dans quelques détails sur la structure de cet organe de la gestation.

L'utérus est un muscle creux, ayant la forme d'un corps conoïde tronqué au sommet, il est formé d'une enveloppe séreuse, dépendance du péritoine, d'un tissu propre, de nature musculeuse; d'une membrane interne, muqueuse utérine, de vaisseaux, de nerfs et d'une petite quantité de tissu conjonctif, reliant entre eux ces divers éléments.

Le péritoine, après avoir recouvert la face postérieure de la vessie, se réfléchit sur la face antérieure de l'utérus, qu'il recouvre dans ses trois quarts supérieurs, le quart inférieur étant en contact immédiat avec la vessie.

Il recouvre en entier sa face postérieure, se réfléchit sur le rectum après s'être un peu étalé sur le vagin.

Les prolongements latéraux constituent ce que l'on nomme les ligaments larges.

L'adhérence entre la séreuse et le tissu sous-jacent est intime, sauf au niveau du col où le tissu cellulaire est lâche.

Le tissu propre de l'utérus qui, en dehors de la grossesse

est très-dense, d'apparence plutôt fibreuse que musculaire, est formé de fibres cellules contractiles, reliées entre elles par du tissu conjonctif.

D'après M. le professeur Robin (1), ces fibres cellules sont disposées en faisceaux comme dans les autres organes mais toujours développées incomplètement.

Ces fibres, dit l'éminent professeur, sont juxtaposées bout à bout et disposées en faisceaux d'un très-petit volume, séparés les uns des autres par des cloisons de tissu lamineux.

Mais, et ceci est important, les cloisons sont presque complétement dépourvues de fibres élastiques, et de plus, ces cloisons ne sont formées que d'un tissu lamineux embryonnaire, c'est-à-dire constitué par des cellules fibroplastiques fusiformes et étoilées.

Dans ce tissu lamineux rampent des vaisseaux. On y trouve de plus une matière amorphe ayant une grande consistance.

C'est à la ténacité de cette matière amorphe, interposée entre les faisceaux, que l'utérus doit sa dureté.

L'épaisseur des parois, d'après M. le professeur Sappey (2), n'est pas égale sur tous les points. Au niveau du fond de l'utérus, elle est de 10 millimètres en moyenne ; au niveau de l'embouchure des trompes, elle est de 8 seulement ; sur les faces et les bords latéraux, elle atteint 12 à 15 millimètres.

La longueur de la cavité, d'après le même auteur, équivaut en moyenne, chez les nullipares, à 52 millimètres, 22 pour la cavité du corps, 25 pour celle du col, 5 pour

(1) Leçons professées à l'Ecole de médecine en 1874, recueillies et publiées par M. Gontier, interne des hôpitaux.
(2) Traité d'anatomie descriptive, t. IV, Paris, 1874.

l'isthme ; chez les multipares, à 57 millimètres, 27 pour le corps, 24 pour le col, 5 pour l'isthme.

Les auteurs s'accordent à considérer ce tissu musculaire comme formé de trois couches : une couche externe, une moyenne et une interne.

La couche externe est formée de fibres longitudinales et de fibres transversales.

Les fibres longitudinales, auxquelles MM. Hélie et Chenantais (1) ont donné le nom de faisceau ansiforme, forment une lame mince, intimement unie à la membrane séreuse et étendue sur le fond et les deux faces de l'utérus jusqu'au col.

« Ce faisceau médian ou longitudinal, dit M. Sappey (2), dans l'état de non-gestation, est très-mince et n'offre qu'une largeur de 10 à 12 millimètres.

Sur une femme morte quelques jours après l'accouchement, cette largeur peut atteindre jusqu'à 8 ou 10 centimètres.

Il se compose alors de gros faisceaux aplatis et très-distincts.

Ce plan à fibres longitudinales commence en arrière, au niveau de l'isthme, par des fibres transversales, se coudant à argle droit pour lui donner naissance.

En s'élevant, il en reçoit de nouvelles qui s'infléchissent de la même manière et qui le renforcent.

Arrivées sur le fond de l'utérus, ces fibres se comportent différemment ; les médianes s'entrecroisent, en sorte qu'elles passent de droite à gauche et réciproquement, les latérales s'inclinent en dehors pour se prolonger sur les trompes et dans les ligaments larges ; les autres, plus nombreuses,

(1) Hélie et Chenantais. Recherches sur les dispositions des fibres musculaires de l'utérus, 1864.
(2) Sappey. Loc. cit.

poursuivent leur trajet, descendant sur la face antérieure du corps de l'organe, puis, chemin faisant, se dévient comme les précédentes et deviennent aussi transversales.

Le faisceau médian, faisceau ansiforme de MM. Hélie et Chenantais, s'épuise aussi progressivement en descendant sur la face antérieure et disparaît en général un peu au-dessus de l'isthme. »

Les fibres transversales, en couche beaucoup plus épaisse, forment la plus grande partie de la couche superficielle.

Sur la ligne médiane, elles se continuent avec celles du côté opposé en passant sous le faisceau ansiforme; sur les côtés, les fibres superficielles se continuent dans le ligament rond, le ligament de l'ovaire, le ligament de la trompe, les ligaments larges ; les plus profondes entourent l'utérus circulairement.

Les fibres du col sont uniquement formées de fibres transversales.

La couche moyenne, la plus puissante, forme la moitié environ de la tunique musculaire. Elle est formée de faisceaux qui se croisent dans tous les sens en s'envoyant des branches de communication, circonscrivant ainsi des espaces que traversent des vaisseaux sanguins volumineux.

Elle acquiert sa plus grande épaisseur au niveau de la région où s'insère le placenta.

Cette couche moyenne ne se prolonge pas sur le col qui reste formé seulement d'une couche externe et d'une interne.

La couche interne se compose aussi de fibres longitudinales et de fibres transversales, dirigées dans tous les sens et entrecroisées.

Les fibres longitudinales forment un faisceau triangulaire dont le sommet prend naissance au niveau de l'orifice interne du col et dont la base correspond au fond de l'utérus et est formée de fibres transversales qui se portent vers les orifices des trompes, auxquelles elles forment des anneaux musculaires, quelquefois parfaitement distincts.

Les fibres transversales se portent d'un côté à l'autre de l'utérus.

Vers l'orifice interne du col, elles forment un anneau musculaire puissant, véritable sphincter, qui explique le resserrement habituel de cet orifice.

Voici la description que donne M. Courty (1) de cette couche interne, dans son traité pratique des maladies de l'utérus.

« Le plan profond ou intérieur est le plus facile à déterminer, du moins après l'accouchement.

« Il est formé de deux muscles orbiculaires, ou de faisceaux musculaires disposés en courbes concentriques qui convergent à droite et à gauche, autour de l'orifice des trompes, comme autour d'un point central, et auxquels Ruysch avait attribué, avec le nom de *detrusor placentæ*, la fonction de décoller le délivre.

« Mentionnés depuis par Weitbrecht, ils ont été bien décrits et figurés par Mme Boivin. Au niveau de l'isthme qui fait communiquer la cavité du corps avec celle du col, ce plan est formé de simples faisceaux annulaires s'entre-croisant à angle aigu et constituant un agent constricteur qui peut rendre compte de l'occlusion de l'utérus pendant et hors le temps de la gestation. »

La muqueuse de l'utérus est intimement unie à la tunique musculeuse avec laquelle elle est immédiatement en contact, sans interposition de tissu conjonctif, et dont il est impossible de la séparer.

Elle s'en distingue cependant par sa couleur plus claire.

Elle diffère pour le corps et le col.

(1) Courty, traité pratique des maladies de l'utérus. Paris, 1872.

Muqueuse du corps, — La muqueuse du corps est d'un blanc rosé, dans l'état de vacuité, son épaisseur, d'après M. Sappey, qui l'a étudiée sur un grand nombre de femmes, est de 1 millimètre à 1 millimètre et demi. D'après MM. Coste et Robin elle serait de 3 à 6 millimètres.

Kölliker lui attribue de 1 à 2 millimètres. Nous verrons plus tard les modifications qu'elle subit pendant la grossesse.

Cette muqueuse comprend une couche superficielle ou épithéliale, une couche profonde contenant les glandes, les vaisseaux et probablement des nerfs.

Cette muqueuse, d'après M. Robin, est lisse, sans villosités, formée essentiellement, à l'état de vacuité, d'une trame très-serrée de fibres lamineuses au milieu d'une matière amorphe peu abondante, et de noyaux embryoplastiques très-nombreux, qui lui donnent un aspect tout spécial.

On y trouve aussi des vaisseaux sanguins et lymphatiques, des follicules spéciaux et un épithélium.

Les éléments du tissu lamineux sont la plupart isolés, épais, rarement réunis en faisceaux ou étalés en nappes. Le plus grand nombre est à l'état de corps fusiformes et fibro-plastiques.

Ces éléments sont disséminés dans une matière amorphe finement granuleuse, assez abondante, contenant de petites granulations, arrondies, régulières, ayant un millième de millimètre de diamètre, à contour foncé, à centre brillant et jaunâtre. Les noyaux embryoplastiques constituent la plus grande partie de la muqueuse utérine et sont tellement abondants qu'ils sont presque contigus.

Les cellules de la muqueuse utérine sont des éléments particuliers de l'espèce cellule que l'on trouve dans l'utérus à l'état de vacuité, mais qui sont bien plus abondantes dans l'utérus gravide.

Ces cellules ont en général de 1 à 2 centièmes de millimètre. Elles sont sphériques ou ovoïdes et contiennent de fines granulations, qui se dissolvent dans l'acide acétique.

Ces cellules renferment un noyau sphérique, rarement ovoïde, ayant de 6 à 7 millièmes de millimètre de large, parsemé de fines granulations grisâtres.

L'épithélium se compose d'un seul plan de cellules cylindriques à cils vibratiles, qui font suite à celles des trompes et qui se prolongent jusque sur la moitié supérieure du col dont la moitié inférieure [est revêtue d'un épithélium pavimenteux.

Le mouvement des cils vibratiles se fait de l'orifice du col au fond de l'utérus.

Les glandes de la muqueuse du corps de l'utérus sont des glandes en tube extrêmement nombreuses qui sont cylindriques, rectilignes ou légèrement flexueuses.

Elles ont une longueur égale à l'épaisseur de la muqueuse et reposent sur la couche musculaire. Elles s'ouvrent à la surface de la muqueuse par un orifice circulaire largement évasé.

Muqueuse du col; la muqueuse du col a une coloration plus blanche; elle est plus dense et moins épaisse.

L'épithélium, comme nous l'avons dit plus haut, est cylindrique à cils vibratiles, dans sa moitié supérieure et pavimenteux, dans sa moitié inférieure.

Les glandes sont des glandes en grappe. Selon M. Robin, elles seraient les mêmes que celles du corps, mais simplement plus larges et plus courtes; pour d'autres, elles devraient être considérées comme de simples follicules.

M. Sappey dit avoir pu constater qu'elles se prolongent

jusqu'à la tunique musculaire et qu'elles sont beaucoup plus composées qu'on ne l'avait pensé.

« Chacune d'elles, dit-il, est constituée par un conduit qui se divise en deux ou plusieurs branches et celles-ci se subdivisent elles-mêmes pour se terminer chacune par un cul-de-sac. »

Vaisseaux de l'utérus. — Les artères utérines, branches des hypogastriques, sont les plus importantes; elles pénètrent dans les ligaments larges au niveau du col, montent le long des bords de l'utérus, s'anastomosent avec les utéro-ovariennes qui naissent de l'aorte. Elles pénètrent par les angles supérieurs de l'utérus.

Elles communiquent d'un côté à l'autre par des anastomoses nombreuses.

Elles décrivent de nombreuses flexuosités et des enroulements en tire-bouchon qui les rapprochent des artères hélicines des tissus érectiles et des corps caverneux de la verge.

Les veines se font remarquer par leur développement considérable.

On leur a donné le nom de sinus-utérins pendant la grossesse. Elles sont dépourvues de valvules et largement anastomosées.

Elles forment quatre troncs; deux inférieurs qui suivent le trajet des artères utérines et vont se jeter dans les veines hypogastriques, deux supérieurs qui accompagnent les artères utéro-ovariennes et vont se jeter, à droite, dans la veine cave inférieure, à gauche, dans la veine rénale gauche.

Les lymphatiques dont l'origine est, soit dans la muqueuse, soit dans la paroi musculaire, ont été bien étudiés

par Cruveilhier pendant la grossesse et après l'accouchement ; ils offrent un volume considérable.

Ils se divisent en deux groupes : Ceux du col qui se
rendent dans les ganglions pelviens et ceux du corps qui
vont aux ganglions lombaires.

Les nerfs proviennent du plexus hypogastrique et du
plexus ovarique.

Ils pénètrent, avec les artères, dans la tunique musculaire à laquelle ils semblent spécialement destinés
(Sappey).

Les tubes nerveux qui les forment sont dépourvus de
myéline.

III

MODIFICATIONS QUE L'UTÉRUS SUBIT PENDANT LA GESTATION, AU POINT DE VUE DES ÉLÉMENTS ANATOMIQUES.

Pendant la grossessse l'utérus augmente de volume ; il
s'hypertrophie.

D'après Meckel il devient vingt-quatre fois plus volumineux et d'après Tarnier vingt fois plus pesant qu'à l'état de
vacuité.

Pendant les cinq premiers mois, les parois s'épaississent
en même temps que la cavité se dilate ; mais pendant les
quatre derniers elles s'amincissent (Kölliker).

A cette hypertrophie participent tous les éléments de
l'utérus. Les fibres musculaires, les vaisseaux sanguins et
lymphatiques, la muqueuse qui se transforme complètement et présente une organisation nouvelle.

Des changements s'effectuent dans toutes les couches qui le composent; mais c'est surtout la tunique musculeuse qui subit l'augmentation de volume la plus considérable et qui prend la plus grande part à l'accroissement de l'utérus.

C'est elle qui subit les modifications les plus importantes. Frey (1), s'exprime ainsi à ce sujet :

« Dans la grossesse, la masse de l'utérus augmente considérablement. Cette augmentation porte principalement sur les couches musculaires et consiste comme l'indique l'analyse microscopique, en un développement très-notable des fibres cellules contractiles qu'on peut alors isoler très-facilement.

Ce développement est accompagné au commencement de la grossesse du moins, d'une prolifération de ces mêmes fibres-cellules. »

D'après Kölliker (2), les phénomènes qui concourent à produire cette augmentation de volume sont : l'accroissement du volume des éléments déjà existants, de telle sorte que les fibres-cellules contractiles deviennent environ sept à onze fois plus grandes et deux à sept fois plus larges; et dans la formation d'éléments musculaires nouveaux qui s'observe surtout pendant la première moitié de la grossesse et dans les couches internes de la tunique musculeuse où l'on trouve de jeunes cellules, présentant toutes les formes transitoires aux fibres cellules de la plus grande dimension.

On en trouve aussi dans la couche externe. Aran (3)

(1) Frey. Traité d'histologie et d'histochimie traduit par Spillmann.
(2) Kolliker. Eléments d'histologie humaine, traduction de Marc Sée.
(3) Aran. Leçons cliniques sur les maladies de l'utérus et de ses annexes (hôpital Saint-Antoine).

Fauquez   2

dit de même, en parlant de la trame musculaires de l'utérus :

« Les fibres qui la constituent s'hypertrophient et, suivant toute probabilité, il s'en ajoute de nouvelles ; en sorte que l'utérus qui, dans l'état de vacuité, paraît être formé d'un tissu fibreux ou, si l'on veut, d'un tissu musculaire élémentaire, tassé, serré, et à peine reconnaissable, se transforme peu à peu, dans l'état de gestation ; et, à mesure que cet état progresse, en un tissu véritablement musculaire, fortement développé. »

M. le professeur Sappey (1) partage cette manière de voir :

« Sous l'influence de la grossesse, dit le savant anatomiste, elles acquièrent une longueur six ou huit fois plus grande et une épaisseur proportionnelle. En même temps qu'elles s'hypertrophient, elles se multiplient. Ce double phénomène nous explique l'énorme accroissement de l'utérus, dont le poids après l'accouchement égale vingt ou vingt-cinq fois celui qu'il offre dans son état le plus habituel.

Ces fibres diffèrent du reste très-notablement.

Entre celles qui n'existent qu'à l'état d'ébauche, et celles qui ont acquis leur plus grand développement, on trouve toutes les dimensions intermédiaires, non-seulement dans la première moitié, mais jusqu'à la fin de la grossesse. »

Il n'admet pas l'opinion de Kölliker, qui prétend que la génération des fibres nouvelles s'arrête au sixième mois. Il a trouvé chez la femme récemment accouchée des fibres musculaires à toutes les périodes de leur évolution.

« Aussi longtemps, écrit-il, que l'enfant habite la cavité utérine, ce phénomène de génération continue. »

(1) Sappey. Anatomie descriptive, t. IV, Paris, 1874.

M. Robin n'admet pas la formation de fibres nouvelles.
Dans son cours professé à l'Ecole de médecine en 1874, il
dit que, dans le cas de grossesse, il n'y a pas production
de fibres nouvelles, mais seulement augmentation du volume des fibres préalablement existantes.

M. Gontier, interne des hôpitaux, qui a recueilli et
publié ce cours dans le journal l'*Ecole de Médecine*, insiste
sur ce point en disant :

« Pendant la grossesse, la structure de l'utérus reste la
même que dans l'état de vacuité ; mais elle devient bien
plus apparente.

« Chaque fibre-cellule acquiert un volume quatre ou
cinq fois plus considérable que celui qu'elle avait auparavant et arrive à son développement complet.

« Chaque fibre-cellule s'accroît graduellement ; mais il
y a toujours juxta-position entre les fibres cellules.

« Ainsi que je vous le disais plus haut, il y a augmentation du volume de chaque cellule et non augmentation
du nombre de ces éléments.

« Il y a hypertrophie et non hypergénèse, »

La muqueuse subit, elle aussi, d'importantes modifications, à partir du moment où l'œuf fécondé va arriver dans
la matrice.

« Même avant l'entrée de l'ovule dans la cavité utérine,
dit Frey (1), la muqueuse devient plus épaisse, plus molle,
plus vascularisée, ses éléments fibreux prolifèrent, ses
culs-de-sac glandulaires prennent une extension très-con-
sidérable et deviennent trois ou quatre fois plus longs
qu'ils ne l'étaient primitivement ; la muqueuse elle-même
se détache de la face interne de l'utérus et recouvre l'o-
vule ; on la désigne alors sous le nom de caduque. »

(1) Frey. Loc. cit.

Huit jours après la conception, la muqueuse est déjà devenue plus épaisse, elle a 4 à 6 millimètres; elle est plus molle, plus lâche, plus rouge, ses plis sont plus saillants et la limite qui la sépare du tissu musculaire est plus distincte (Kolliker).

Ses vaisseaux sont dilatés et le tissu conjonctif qui entre dans sa composition est considérablement augmenté de volume; cette muqueuse hypertrophiée, adhérente à l'utérus, forme ce qu'on appelle la caduque vraie, sauf dans la portion qui répond à l'insertion de l'œuf, où elle forme la caduque inter-utéro-placentaire, des bords de laquelle naît la caduque réfléchie qui entoure l'œuf à mesure qu'il se développe.

Les vaisseaux sanguins et lymphatiques prennent part à l'hypertrophie.

L'appareil vasculaire se développe; les artères, les capillaires et principalement les veines s'élargissent; mais c'est surtout sur le système musculaire de ces vaisseaux que porte la transformation.

Des éléments musculaires nouveaux s'ajoutent à ceux qui existent déjà dans les tuniques externe et moyenne et se développent dans la tunique interne.

Cette transformation des vaisseaux explique l'activité plus grande de la nutrition imprimée à la muqueuse et au tissu musculaire.

Les transformations dont nous venons de parler, jusqu'à présent, se rapportent principalement au corps de l'utérus.

Mais le col subit de son côté des modifications très-importantes qu'il est indispensable de connaître.

Un des premiers phénomènes qu'il est permis de constater, dès le début de la grossesse, est le ramollissement du col utérin qui s'effectue dans les premières semaines de la gestation. Ce ramollissement débute par le museau de tanche et gagne peu à peu jusqu'à la base du col qui se trouve ramollie vers la fin de la grossesse. Cette modification imprimée au col par la grossesse, très-bien étudiée et exposée dans ses leçons cliniques par notre savant maître M. le Dr Chéron, médecin de l'hospice Saint-Lazare, est due à l'œdème produit par la congestion exagérée de tout l'appareil génital, au début de la grossesse, congestion due elle-même à la paralysie des centres d'innervation vaso-motrice et par la compression exercée sur les vaisseaux, notamment sur les veines, par le développement du produit de la conception qui comprime l'isthme et gène considérablement la circulation en retour.

Pour M. le professeur Stolz de Strasbourg (thèse inaugurale, 1826), le ramollissement commencerait par la base. Mais alors, comment expliquer, au moyen de cette manière de voir, la dépression et la sensation particulière perçue par le sommet du doigt indicateur, lorsqu'on pratique le toucher vaginal chez une femme enceinte, même chez une primipare; ce qui devient au contraire très-facile à comprendre, si l'on admet que le ramollissement commence par la partie inférieure.

Un autre changement dans l'état du col se produit au moment de l'accouchement; c'est l'effacement du col. Mais, bien que MM. Dubois et Pajot expriment ainsi leur opinion sur le mode de cet effacement :

« L'œuf ne fait pas disparaître le col en s'engageant dans sa cavité, comme on l'a dit et comme on le répète encore aujourd'hui; en d'autres termes, le col s'efface à la fin de la grossesse, comme conséquence de son ramollissement et du développement du segment inférieur de l'utérus; la pénétration de l'œuf dans sa cavité n'est qu'un phénomène secondaire. »

Comme il est permis de le considérer, sinon comme faisant partie du début du travail, du moins comme le précédant de très-peu, nous ne nous y arrêterons pas plus long-temps.

IV

MODIFICATIONS DE CES MÊMES ÉLÉMENTS AUSSITOT APRÈS L'EXPULSION DU PRODUIT DE LA CONCEPTION.

Autrefois on attribuait le retour de l'utérus à son volume primitif à la rétraction des tissus.

Les travaux des histologistes, M. Robin en France, Hamilton en Angleterre, Frey en Allemagne, ont détruit cette opinion et ont jeté un jour nouveau sur les modifications réelles que subit cet organe après l'expulsion du produit de la conception.

Aussitôt après l'accouchement, les éléments anatomiques qui entrent dans la composition de l'utérus subissent des modifications qui ramènent cet organe à un état voisin de celui qu'il présentait avant la conception.

Ces éléments subissent la dégénérescence graisseuse complète et à peu près également partout.

L'utérus, sous l'influence de cette transformation, devient friable et le tissu qui entoure les fibres se résorbe.

Ces dernières se décolorent, deviennent d'un jaune sale, se détruisent peu à peu et, après être devenues plus propres à l'élimination, disparaissent, absorbées ou rejetées avec les lochies, hors de la cavité de la matrice. Les vaisseaux se dégorgent, les sinus s'affaissent, la trame musculaire hypertrophiée revient à son état primitif. L'utérus

subit ce qu'on appelle l'évolution rétrograde ou involution.

Ce retour vers l'état primitif porte principalement sur les
éléments contractiles de la tunique musculaire et s'opère
par la transformation graisseuse de ces éléments.

Lorsque l'utérus a repris son volume normal, on peut
observer les éléments d'un tissu utérin nouveau.

Voyons maintenant comment s'opère la dégénérescence
graisseuse.

Scanzoni (1), dans son Traité sur la métrite chronique,
décrivant le retour de la matrice à son état normal, s'exprime ainsi :

« Tout le monde sait que les contractions utérines ne
cessent pas après l'expulsion du placenta. Il nous serait
facile de prouver par l'étude des symptômes que ces contractions persistent longtemps après et même souvent avec
une grande intensité.

«La première conséquence de la rétraction des fibres musculaires, dans l'état puerpéral, porte sur le rétrécissement
du calibre des vaisseaux qui se trouvent dans l'épaisseur
du tissu utérin. Ce rétrécissement a pour la nutrition de
l'organe d'autant plus d'importance qu'il se produit subi-
tement et fait de rapides progrès dans les premiers jours
qui suivent l'accouchement. Et, à la vérité, on voit, à l'observation microscopique, un changement dans les fibres
musculaires, les premiers jours déjà.

« Ce changement s'explique par le défaut de nutrition pro-
venant de la diminution dans la quantité de sang amené
à l'organe et consistant dans la dégénérescence graisseuse. »

(1) Scanzoni. De la métrite chronique, traduction de Siffermann.

Robert Barnes (1) dit aussi en parlant du retour de l'utérus à son volume primitif après l'accouchement :

« Le mécanisme de ce changement est double ; il consiste dans une contraction active et tonique de la fibre musculaire qui diminue le volume de l'organe et exprime des vaisseaux tout le sang superflu, dans une absorption et une excrétion.

« Ce tissu solide devenu inutile se convertit d'abord en une graisse granuleuse qui se résorbe et est excrétée par les glandes. »

Aran (2) écrit sur le même sujet :

« Pour cela (retour de l'utérus à son volume normal) il faut un travail particulier en sens inverse du précédent (hypertrophié) ; il faut que les vaisseaux se dégorgent, que les sinus s'affaissent ; mais il faut plus encore ; il faut que parallèlement s'accomplisse un autre travail qui a pour but de faire revenir la trame musculaire développée, hypertrophiée, à l'état rudimentaire primitif.

« Vous savez que ce travail, qui porte le nom d'évolution rétrograde et qui a été si bien étudiée en Allemagne et en Angleterre, s'opère par une transformation graisseuse des fibres musculaires qui les ramène à une forme élémentaire, très-favorable à l'absorption. »

Pour Heschl, l'utérus subit une dégénérescence si complète, qu'il ne reste pas une seule des fibres qui le composaient avant l'accouchement.

Jenks, qui a examiné l'utérus après l'accouchement, est d'accord avec les histologistes qui émettent l'opinion que la reproduction du tissu musculaire se fait au milieu de la prolifération et de la division des cellules du tissu conjonc-

(1) Robert Barnes. Traité clinique des maladies des femmes, 1876.
(2) Aran. Loc. cit.

n constituant des cellules indifférentes ou embryon-
es qui se transformeront ensuite en fibres musculaires
s. En aucun point de l'utérus il n'a trouvé trace du
ı musculaire précédent.

. le professeur Robin n'admet en aucune façon la dis-
tion des fibres cellules et la formation d'une nouvelle
ıhe musculaire. Selon lui, la résorption des granules
sseux se fait seule, et on peut suivre très-exactement
trait granuleux des fibres cellules dont la substance se
rbe molécule à molécule.

ı muqueuse utérine subit des modifications impor-
es étudiées par le savant histologiste français Ch. Ro-
à qui nous sommes redevables de ce que nous con-
sons sur ses transformations pendant la grossesse et
ıs l'accouchement.

ındant la grossesse, il s'est déjà formé une muqueuse
velle destinée à remplacer celle qui va disparaître.

le se développe entre la caduque et la couche muscu-
e.

le est très-mince et possède, au moment de l'accouche-
t, 1/2 millimètre d'épaisseur (Ch. Robin).

ı caduque réfléchie, nous le savons, suit l'œuf dans
développement.

uant à la caduque vraie, elle s'amincit progressivement,
suite du développement du fœtus, ses vaisseaux dimi-
ıt de volume et, par suite, sa nutrition est entravée.

le n'a plus, au moment de l'expulsion du fœtus, que
ıllimètre au lieu de 5 ou 6 qu'elle avait vers le qua-
ne mois (Ch. Robin).

ıus ses éléments subissent la dégénérescence grais-
e. Ils s'infiltrent de granulations graisseuses jaunâtres,
ıfin elle est expulsée avec le produit de la conception.

ı partie de l'ancienne muqueuse qui constitue la muqueuse inter-utéro-placentaire ou sérotine ne devient pas caduque et ne s'élimine pas après l'accouchement. Son épithélium hypertrophié est entraîné avec le délivre ainsi qu'une petite portion de sa couche superficielle.

La surface d'implantation du placenta diminue d'étendue par suite du retrait de l'utérus, mais augmente d'épaisseur. De circulaire, elle devient ovale et forme, d'après M. le professeur Robin, une couche épaisse, rugueuse, comme tuberculeuse ou irrégulièrement mamelonnée, à la surface de laquelle on aperçoit des orifices vasculaires bouchés par des caillots fibrineux bruns ou rougeâtres ou un peu décolorés.

Ce sont ces sinus oblitérés par des caillots qui lui donnent cet aspect mamelonné qui s'efface peu à peu à mesure que la muqueuse nouvelle se développe et vient les recouvrir en se fondant avec elle.

Cette nouvelle muqueuse est représentée par une couche d'un gris rougeâtre, friable, s'écrasant sous les doigts. Elle est très-vasculaire, dépourvue de glandules et sans épithélium.

Elle se développe, comme nous l'avons dit tout à l'heure, entre la caduque et la couche musculaire.

Elle se recouvre peu à peu d'épithélium d'abord à cellules polyédriques qui deviennent prismatiques, puis enfin se couvrent de cils vibratiles.

Les glandes apparaissent vers le dix-huitième jour, dit Joulin (1).

La consistance de cette membrane, dit ce dernier, qui s'est inspiré du mémoire de M. Charles Robin (2), n'a pas augmenté d'une manière très-notable, elle peut encore être enlevée par le raclage.

(1) Joulin. Traité complet d'accouchements, 1867.
(2) A. Robin. Mém. de l'Acad. de méd., t. XXV, 1861.

Sa trame est composée de corps fusiformes, généralement courts, entre-croisés dans toutes les directions. Ces éléments sont plongés dans une matière amorphe, abondante, très-molle et parsemée de nombreuses granulations graisseuses dont le volume varie d'un sujet à l'autre. Cette trame est parcourue par de nombreux capillaires contenant, pour la plupart, beaucoup de leucocytes dans leur intérieur. Il est facile de détacher des vaisseaux qui passent dans le tissu contractile, les fibres musculaires qui forment une couche circulaire autour de ceux dont le diamètre dépasse 0,04.

Au trentième jour, la consistance de la muqueuse est encore faible, elle s'enlève encore par le raclage, et ce n'est que vers le soixantième jour que son organisation est assez avancée pour qu'on ne puisse plus en séparer que de minces lambeaux.

Les capillaires qui l'animent augmentent progressivement de volume, et sa teinte passe au gris blanchâtre, dont la nuance diffère du gris rougeâtre du tissu musculaire.

La matière amorphe est parsemée de noyaux embryoplastiques et de corps fusiformes.

Elle est, en outre, parsemée de granulations moléculaires et de granulations graisseuses.

Lorsque l'évolution de la nouvelle muqueuse est complète, elle se confond habituellement avec celle du col sans traces de séparation.

Cependant Raciborski a noté que, dans plusieurs cas, il existe sur le point de réunion des inégalités imitant, en quelque sorte, une reprise faite dans une étoffe de laine.

Les veines et la majeure partie des capillaires subissent aussi la dégénérescence graisseuse après avoir cessé probablement depuis longtemps d'être perméables au sang par

suite de la contraction de l'utérus (Naegelé et Grenser, traduction d'Aubenas, 1869).

Lorsque le corps de l'utérus revient sur lui-même, la
constriction se forme d'abord à l'orifice interne du col, qui
offre une certaine résistance à la pénétration. Mais l'orifice externe reste béant pendant encore longtemps.

Les lèvres du col se renversent et prennent la forme à
laquelle Négrier a donné le nom de clochette.

Ce renversement, lorsque l'involution se trouve entravée
ou arrêtée dans sa marche, devient le point de départ des
ulcérations par régression incomplète de la muqueuse.

Celle-ci ne devient pas caduque; elle n'a donc pas besoin de se régénérer.

Le col se trouve toujours diminué de longueur; il est
mou, flasque, violacé.

V

TERME NORMAL DE LA RÉGRESSION COMPLÈTE DE L'UTÉRUS
APRÈS L'ACCOUCHEMENT.

La période qui s'écoule entre la terminaison de l'accouchement et le retour de la matrice à son état primitif constitue la période d'évolution rétrograde de l'utérus ou involution utérine.

Il est important, au point de vue pathogénique, de sa-
voir combien de temps dure cette involution.

Les opinions varient à ce sujet.

Ce n'est pas seulement lorsque l'utérus a disparu dans le
bassin que l'involution est complète. Il subit encore, après

cette disparition, d'importantes et nombreuses modifications.

« Ce qui conduit, dit M. Chenet (1), à admettre deux temps dans l'involution utérine :

« Dans le premier, l'œil et la main peuvent suivre le retrait graduel de l'utérus ;

« Dans le second, des modifications internes s'accomplissent encore dans la substance même de l'organe, mais sans que nous puissions les apprécier autrement que par des examens nécroscopiques. Dans cette seconde période nous ne voyons rien ou presque rien sur le vivant ; mais son étude n'en est pas moins fort importante. Elle jette un jour très-grand sur les affections utérines observées beaucoup plus tard. »

Smellie dit que la matrice revient à son volume normal du dix-huitième au vingtième jour après l'accouchement et que la terminaison de l'écoulement lochial coïncide avec ce retour.

D'après Mme Boivin, trente à quarante jours sont suffisants pour ramener l'utérus à son état primitif.

Wieland (2), dans sa thèse inaugurale, décrit ainsi, d'après ses observations prises sur 38 femmes (20 multipares, 18 primipares), les modifications de volume en tous sens que subit l'utérus après l'accouchement. « Aussitôt après l'expulsion des caillots qui suivent la sortie du placenta, l'utérus devenu sphéroïde, dur, résistant, est contracté ; il ne présente plus que 11 à 12 centimètres dans le sens vertical ; 9 à 10 dans le sens transversal.

Au bout d'une demi-heure et pendant les quelques heures

(1) Chenet. De l'involution utérine et de l'engorgement utérin, thèse de Paris, 1877.

(2) Wieland. Sur l'evolution de l'utérus pendant la grossesse, thèse de Paris, 1858.

qui suivent l'accouchement, le volume augmente un peu.

Diamètre vertical, 13 à 14 centimètres.

Diamètre transversal, 11 à 12.

Mais, à partir de ce moment, il diminue graduellement de volume et, à peu de chose près, d'une manière égale.

Le deuxième jour, on trouve que ses diamètres ont diminué de 1 centimètre à 1 centimètre et demi. Le vertical est alors souvent plus petit que le transversal.

Le troisième jour, dans la plupart des cas, il n'y a pas de changements notables, excepté chez les femmes qui ont eu, dans l'intervalle des deux examens, de fortes tranchées utérines et un écoulement lochial abondant au moment de la contraction,

J'ai observé que jusqu'au troisième jour et demi le volume du globe utérin restait stationnaire, et, pendant ce temps, il paraissait plus ou moins arrondi ; cette inaction coïncidait toujours avec l'apparition de la fluxion mammaire.

Dès la fin du quatrième jour, la rétrocession se poursuit d'une façon régulière et continue.

La distance qui sépare la symphyse pubienne de l'utérus varie entre 6 et 7 centimètres, et ce n'est que dans les cas exceptionnels qu'elle est moindre.

Pendant chacun des jours suivants, la différence oscille entre 1/2 centimètre et 1 centimètre.

Le sixième jour, on trouve l'utérus dur ; la face antérieure est moins convexe ; il s'élève au-dessus du détroit supérieur de 4 ou 5 centimètres.

Ce n'est que le dixième jour, en général, quelquefois le onzième, qu'il a déjà disparu derrière la symphyse pubienne. Mais encore, à ce moment-là, si les parois abdominales sont minces ou éraillées, sur la ligne médiane on peut, en recourbant les doigts en crochet, sentir le fond de l'utérus qui est descendu dans l'excavation pelvienne. »

Et, encore à cette époque, le retour de l'utérus à ses dimensions primitives n'est pas encore complet, car, d'après l'auteur que nous venons de citer, il y aurait ralentissement dans le retrait de l'utérus apres le dixième jour et on pourrait encore constater, longtemps même après l'accouchement, trois mois, que la matrice n'est pas encore revenue à son volume primìtif.

D'après Cazeaux et Jacquemier, il faudrait environ quarante jours. Cazeaux prétend que l'involution se fait beaucoup plus vite chez les primipares que chez les multipares.

D'après West, le processus de régression et d'élimination est beaucoup plus actif dans la deuxième semaine que dans la première ou dans les dernières.

Kölliker admet que les éléments qui entrent dans la texture de l'utérus ont repris leurs dimensions premières au bout de trois semaines.

Dans ses leçons de clinique obstétricale, faites à l'hôpital des Cliniques, M. le professeur Depaul rapporte le résultat des recherches faites par un externe de son service, M. Autefage, qui les a exposées dans sa thèse inaugurale, d'où il résulte que l'utérus qui mesurait après l'accouchement :

Le 1er jour, 16 cent. à 16 cent. 1/2 de hauteur réelle,
—   12 cent. 1/2   de hauteur au-dessus du pubis,
—   12 cent. 1/2   de largeur du corps prise entre l'insertion des trompes.
Etait réduit au 12e jour à 7 cent. 1/2 de hauteur réelle,
             2 — 1/2 de hauteur au-dessus du pubis,
             7 — 1/2 de largeur du corps.

M. le Dr Charpentier, chef de clinique de M. le professeur Depaul, a contrôlé ces recherches et a noté que, pendant les dix premiers jours, le retrait de l'utérus était d'environ 1 centimètre par jour et que la matrice était définitivement rentrée dans l'excavation à partir du dixième au douzième jour.

D'après Naegele et Grenser, dans leur traité d'accouchements, l'opinion de Heschl serait celle-ci : La transformation graisseuse ne commence pas avant la quatrième ou le sixième jour ; elle débute à peu près en même temps dans tous les points de l'organe, tout au plus le col persiste-t-il pendant quelques jours de plus, dans l'état qu'il présentait immédiatement après l'accouchement ; un peu plus tard on constate que la dégénérescence est plus avancée dans les couches internes que dans les externes.

Pendant la quatrième semaine, on observe habituellement dans le corps de la matrice les premiers rudiments d'une formation nouvelle de substance utérine. On voit apparaître, dans la couche extérieure, des noyaux puis des cellules ; celles-ci s'allongent en fuseaux et prennent peu à peu la forme de fibre musculaire. C'est le tissu utérin nouveau.

Heschl établit que la dégénérescence graisseuse et l'absorption de la structure musculaire ancienne n'est pas terminée avant la huitième semaine.

Nous avons vu dans le chapitre précédent que M. le professeur Robin n'accepte pas cette théorie, admise généralement en Angleterre et en Allemagne, de la rénovation complète de l'utérus par dégénérescence graisseuse.

Jenks admet, comme Heschl, que la rénovation a lieu de l'intérieur à l'extérieur et que l'accomplissement de ce travail a lieu vers la cinquième semaine après l'accouchement.

Holtz lui assigne un mois ;

Velpeau, de cinq à huit semaines ;

Duguès, deux mois.

Joulin dit aussi : « La diminution de volume de l'utérus suit naturellement une marche progressive, mais cette marche est parfois assez irrégulière ; lente au début, elle est plus active vers le cinquième jour.

Chez les pluripares, l'organe revient plus lentement sur lui-même que chez les primipares.

On a parfois de la peine, chez ces dernières, surtout lorsqu'elles ont un certain embonpoint, à sentir, après neuf jours, le fond de l'utérus au-dessus du détroit supérieur. Il peut être accessible encore au bout de quinze jours chez les pluripares. Cependant, ce n'est qu'au bout de six semaines environ que l'organe a repris son volume normal. »

Il résulte des diverses opinions que nous venons de citer qu'on ne peut considérer l'utérus comme revenu à ses dimensions normales que de la cinquième à la huitième semaine après l'accouchement.

M. Robin, du reste, dit qu'il faut environ soixante-cinq à soixante-dix jours, à partir du jour de l'accouchement, pour que la muqueuse ait achevé de se régénérer.

D'après lui, toujours, « c'est seulement à partir du neuvième jour qu'on trouve des cellules épithéliales à la surface de la muqueuse utérine en voie de se régénérer; mais elles ne constituent pas une couche continue.

On les rencontre, çà et là, isolées en petits groupes de cinq à six.

Ce n'est, dit-il, qu'à compter du vingt au vingt-cinquième jour, et même plus tard, que l'épithélium à cellules polyédriques forme une rangée superficielle continue ou à peu près, à la surface de la trame.

L'épithélium ne devient prismatique qu'assez tard, car, chez une femme, morte quarante-deux jours après l'accou-

Fauquez.   3

chement, l'épithélium était encore formé de cellules polyédriques.

Quant au col, M. le professeur Stoltz, de Strasbourg,
dans sa thèse, où il a si bien étudié les modifications du
col après l'accouchement, dit que, trente jours après, cette
portion de l'utérus a repris le plus ordinairement la longueur qu'elle avait avant l'accouchement.

L'opinion de Joulin est celle-ci :

« Vers le troisième jour, la muqueuse cervicale qui
remplit presque entièrement la cavité du col est mollasse,
tomenteuse et forme des plis verticaux assez marqués.

Les plis de l'arbre de vie reparaissent ; le col qui a subi
une diminution de longueur ne mesure pas plus de 5 à 6
millimètres et sa circonférence est inégale.

Progressivement le col acquiert plus de fermeté, et, vers
le dixième jour, le doigt pénètre avec une certaine difficulté jusqu'à l'orifice interne. Vers le quinzième, les dé-
chirures de l'orifice externe qui se sont produites sous
l'influence de l'expulsion du fœtus, sont cicatrisées. Au trentième jour, la forme du col est cylindrique, il n'a pas
encore repris son volume définitif. L'orifice inférieur est
transversal et irrégulier, ses bords sont déchiquetés, et les
lèvres un peu molles peuvent encore être écartées ; il n'a
repris sa forme définitive que six semaines ou deux mois
après l'accouchement, et reste plus volumineux que chez
les multipares. »

C'est donc, pour le col comme pour le corps de l'utérus,
une période de cinq à huit semaines qui est indispensable
pour que les éléments dont ils sont formés et qui ont subi
pendant la gestation une hypertrophie si considérable et
des modifications si importantes, puissent revenir à leur
état primitif comme texture et comme volume.

C'est pendant cette période qu'il est nécessaire d'écarter

toute circonstance susceptible d'apporter un trouble quelconque dans l'accomplissement de l'involution utérine, trouble sur les conséquences et les causes duquel nous allons nous étendre dans les chapitres suivants.

VI.

MODIFICATIONS QUE SUBISSENT LES ÉLÉMENTS ANATOMIQUES A CET ARRÊT D'INVOLUTION.

Si par une cause quelconque (nous verrons plus loin qu'il en existe de nombreuses), la marche de l'involution utérine est arrêtée ou retardée, les éléments qui entrent dans la texture de l'utérus ne subissent pas la dégénérescence graisseuse et il en résulte évidemment la persistance de l'état hypertrophique de la matrice. N'importe quelle cause retardant ou empêchant le rétrécissement du système vasculaire de l'utérus, si développé pendant la grossesse, troublera le retour de l'utérus à son état primitif. Les veines resteront dilatées; il y aura ou un afflux de sang plus considérable ou une gêne dans la circulation de retour; la nutrition de l'organe continuera à se faire comme pendant la grossesse et il en résultera le maintien de l'organe à son état d'hypertrophie, au lieu de la dégénérescence graisseuse qui résulterait de la diminution de nutrition.

L'organe restera hypertrophié par défaut de résorption.

Simpson (1), dans ses leçons cliniques, décrit cet acte sous le nom de persistance morbide de l'état d'hypertrophie puerpérale et dit : « Il y a quelques années je m'efforçai de signaler à mes confrères que parfois l'utérus met une lenteur anormale à reprendre ses dimensions primitives ; son évolution se trouve entravée ou arrêtée et l'on est, par suite, susceptible de trouver l'organe, des semaines ou même des mois après la parturition, assez volumineux encore pour qu'il puisse être un instant confondu avec une tumeur de l'utérus ou de l'ovaire. »

Il raconte que le Dr Snow-Beck décrivit à la Société Médicale de Londres en 1871, un cas dans lequel l'utérus était resté hypertrophié après l'accouchement et qu'il appelle « une nouvelle maladie de l'utérus », et il ajoute : « à l'examen microscopique de l'utérus hypertrophié, nuls dépôts inflammatoires ou hétérologues ne purent être trouvés, mais le tissu de l'organe était, dit-on, semblable, dans ses caractères histologiques, au tissu de la matrice au neuvième mois de la grossesse; excepté seulement que ses fibres musculaires constitutives étaient d'un volume plus petit ou comme celles d'un utérus au milieu de la gestation. »

Cette relation prouve, ce nous semble, assez évidemment l'absence de toute modification dans le tissu utérin et le maintien de l'état hypertrophique par suite d'arrêt dans la dégénérescence graisseuse des éléments.

West (2) n'est pas du même avis; pour lui, l'utérus resterait hypertrophié, non pas parce que la dégénérescence graisseuse ne s'opérerait pas, mais parce que les produits de cette dégénérescence ne seraient pas éliminés, sous l'influence d'une cause quelconque.

(1) Simpson. Leçons clin. obstétr. et gynécol., trad. Chantreuil.
(2) West. Leçons sur les maladies des femmes, traduites par Ch. Mauriac.

Voici, du reste, comment il s'exprime à ce sujet :

« Cet accroissement de volume de l'utérus n'est pas dû simplement à l'arrêt de ses contractions, à un flux insolite de sang dans ses vaisseaux, ni à l'infiltration de produits inflammatoires dans sa substance, bien que ces causes puissent y contribuer à un plus ou moins haut degré; il se rattache surtout à l'interruption de ces changements qui doivent se produire après la délivrance et dont le microscope nous a fait comprendre jusqu'à un certain point la nature. »

Plus loin, parlant de la dégénérescence graisseuse des éléments du tissu utérin, il dit : « L'invasion d'un travail inflammatoire semble interrompre ces processus ; quoique la dégénérescence graisseuse des tissus se continue, l'élimination des matériaux inutiles ne s'accomplit qu'imparfaitement. D'un autre côté, les éléments du nouvel utérus aussitôt produits subissent eux aussi la dégénérescence graisseuse, et l'organe, longtemps après que la période active de la maladie a cessé, reste augmenté de volume et formé d'un tissu inapte aux processus physiologiques de la conception et de la grossesse. »

Cette manière de voir peut avoir sa raison d'être justifiée aux yeux de l'auteur.

Cet arrêt d'involution surprenant l'utérus en pleine dégénérescence graisseuse et ne lui permettant pas d'éliminer les produits de cette dégénérescence explique assez bien l'hypertrophie persistante de l'organe, car, d'après Rindfleisch, la dégénérescence graisseuse consisterait en une décomposition d'une sorte d'amalgame de graisse et de corps protéiques, existant dans les cellules à l'état normal. La graisse et les substances protéiques, une fois séparées, demanderaient un espace plus considérable, d'où augmenta-

tion de volume de tout organe envahi par la dégénérescence graisseuse.

Malgré cela nous nous rangeons plutôt du côté de l'opinion de Simpson, partagée par un grand nombre d'auteurs :

Nous pouvons, du reste, citer à l'appui de notre manière
de voir, le passage suivant que nous empruntons au Traité
des maladies de l'utérus de M. le professeur Courty :

« Le Dr West ne paraît pas donner une idée très-juste de
cette hypertrophie par défaut d'involution. Les éléments
du tissu propre de l'utérus, dit-il, étant devenus gras et
n'étant qu'incomplètement résorbés, ceux qui sont destinés à les remplacer devenant également gras, l'utérus ne
se réduit pas de volume et reste impropre, par cette altération de texture à la conception et à la grossesse. Or, c'est
justement le contraire qui arrive. Les éléments de l'utérus
ne subissent pas les modifications propres à en faciliter la
résorption. Il n'y a pas altération de l'utérus, mais persistance dans le nombre et le volume de ses éléments textu-
laires.

Il n'y a pas de transformation adipeuse de la matrice ;
il y a hypertrophie de cet organe, c'est-à-dire excès de
volume par excès de nutrition, ou plutôt par un défaut de
résorption qui équivaut à un excès d'assimilation. »

Toutes les causes d'arrêt d'involution, comme nous le
verrons plus loin, lorsque nous traiterons le chapitre qui
y sera consacré, ayant pour effet d'augmenter et non d'enrayer la nutrition de l'organe, auront évidemment pour
résultat d'arrêter la dégénérescence graisseuse qui ne s'explique que par un défaut de nutrition des éléments anatomiques.

Nous conclurons donc, en disant que l'arrêt du processus
involutif transforme l'hypertrophie physiologique de l'uté-

rus en une hypertrophie pathologique, par suite du défaut
de transformation graisseuse des éléments hypertrophiés.

VII.

ÉTIOLOGIE DE L'ARRÊT D'INVOLUTION.

Les causes qui, après l'accouchement et surtout après
l'avortement, arrêtent ou retardent le marche de l'involution
utérine sont nombreuses.

Nous allons les examiner en plaçant en première ligne
celles qui nous paraissent avoir la plus grande importance.

Nous savons que l'utérus qui, au moment de l'accouchement, est arrivé à son plus haut degré de développement
et qui a généralement une hauteur de 20 à 22 centimètres
environ au-dessus des pubis (Wieland), immédiatement
après l'expulsion du fœtus et des caillots dont la matrice
se débarrasse après la sortie du placenta, subit, grâce à ses
contractions, un retrait en rapport avec l'énergie de ces dernières.

Ces contractions de l'utérus ont pour effet de diminuer
le calibre des vaisseaux qui cheminent dans l'épaisseur du
tissu utérin. Sous l'influence du rétrécissement du système
vasculaire, la nutrition se trouve altérée, et la conséquence
de cet état de choses est la diminution de volume de l'utérus par évolution rétrograde, ainsi que nous l'avons vu

dans le chapitre qui traite des modifications que subissent les éléments du tissu utérin après l'accouchement.

Or, quelle sera la cause prédominante qui s'opposera à la diminution du calibre des vaisseaux, qui maintiendra les veines dilatées, et par conséquent mettra un obstacle ou tout au moins une entrave à l'involution utérine? Ce sera, ce nous semble, l'inflammation.

« Le résultat d'une inflammation qui succède à une fausse couche ou à un accouchement, dit West, c'est d'arrêter le processus d'involution par l'intermédiaire duquel la matrice doit revenir en quelques semaines au volume et aux autres conditions qu'elle présentait avant la grossesse. »

Cette inflammation sera représentée, au premier rang, par la fièvre puerpérale qui débute ordinairement dans les quatre premiers jours qui suivent l'accouchement et qui, en dehors de la contagion, peut succéder, soit à un avortement, soit à un accouchement long et laborieux, surtout chez les primipares, ou ayant entraîné l'application du forceps ou des manœuvres obstétricales, toutes choses qui font subir à l'utérus un traumatisme, soit simplement à la plaie résultant de la séparation du placenta qui laisse à nu les nombreux sinus veineux et crée ainsi autant de portes ouvertes à l'inflammation.

Cette fièvre puerpérale peut affecter trois formes : la métro-péritonite, la phlébite et la lymphangite.

La métro-péritonite agit plus directement sur l'organe. Le tissu de l'utérus perd de sa consistance, est ramolli. Le tissu cellulaire interposé entre le péritoine et l'utérus est fortement injecté et hyperémié.

La phlébite survenant après l'accouchement et, tout aussi bien, après l'avortement, peut être cause de l'arrêt d'involution par obstacle à la circulation en retour ou par propagation de l'inflammation.

La lymphangite dont l'effet est d'empêcher la résorption du tissu utérin dégénéré, résorption à laquelle il n'est pas douteux que les vaisseaux lymphatiques participent pour une large part. La production de la lymphangite s'explique facilement lorsqu'on considère que l'accouchement laisse toujours la surface d'insertion du placenta dénudée, le col plus ou moins lésé et qu'en ces points, si riches en lymphatiques, sont autant de portes d'entrée à l'inflammation, c'est-à-dire à la lymphangite qui se propage rapidement à tout le système lymphatique péri-utérin dont les anastomoses sont si nombreuses.

Les inflammations de voisinage, ligaments larges, ovaires, trompes, etc., agiront de même par propagation ou par empêchement mécanique de la circulation.

Tous les auteurs qui ont étudié cette question si intéressante de l'involution de l'utérus après la grossesse, sont d'accord pour attribuer à l'inflammation une importance de premier ordre parmi les causes de l'arrêt de cette involution.

Nous citions tout à l'heure l'opinion de Ch. West sur ce sujet; dans ses leçons, nous trouvons le passage suivant encore plus explicite :

« A l'autopsie d'une femme morte d'inflammation utérine, après l'accouchement, la première chose qui attire votre attention sera l'énorme volume de la matrice. Après quatre ou cinq jours, vous trouverez cet organe aussi gros qu'il l'est, dans les conditions normales, 34 ou 36 heures après le travail.

Cet accroissement de volume de l'utérus n'est pas dû simplement à l'arrêt de ses contractions, à un afflux insolite de sang dans ses vaisseaux ni à l'infiltration de produits inflammatoires dans sa substance, bien que ces causes puissent y contribuer à un plus ou moins haut degré ; il se rattache surtout à l'interruption de ces changements qui doivent se produire après la délivrance et dont le microscope nous a fait comprendre jusqu'à un certain point la nature. »

Le même auteur qui paraît avoir étudié à fond la question, dit qu'il n'est pas besoin d'une inflammation susceptible d'entraîner la mort ou de causer de vives souffrances pour arrêter la marche de l'involution utérine.

Simpson, dans ses cliniques, cite l'observation d'une dame qui, après un accouchement prématuré, à la campagne, avait eu une grave attaque de fièvre puerpérale.

On l'avait crue atteinte d'une tumeur.

La sonde utérine prouva que la prétendue tumeur n'était autre chose qu'un développement de l'utérus.

L'allaitement a été regardé par Scanzoni particulièrement, comme une cause importante du prompt retour de l'utérus à son volume normal.

« Notre propre expérience, dit-il, nous a convaincu que rien n'exerce sur le retour de l'utérus une influence plus heureuse que l'allaitement joint à un régime hygiénique convenable ; il provoque une excitation modérée des nerfs de la glande mammaire qui, à leur tour, ont une grande influence sur la production de fortes contractions utérines ; cela n'est un secret pour personne. »

Il se montre opposé à l'avis de Holl qui, dans son traité d'accouchement, prétend que le retrait de l'utérus s'opère plus vite chez la femme qui ne nourrit pas que chez celle qui allaite son enfant.

Il va même jusqu'à attribuer la fréquence de la métrite chronique chez les femmes du monde : « à la mauvaise habitude de plus en plus répandue de ne pas allaiter elles-mêmes leurs enfants. »

En effet, l'allaitement entretenant un mouvement fluxionñaire continuel vers les mamelles favorise la déplétion du système vasculaire de l'utérus, non-seulement parce que tout mouvement fluxionnaire vers une partie quelconque du système vasculaire amène ordinairement la déplétion dans le reste du système, mais encore et surtout à cause de la sympathie qui relie ces deux organes, utérus et mamelles, l'un à l'autre.

On comprend ainsi que l'allaitement ait une heureuse influence sur l'involution utérine et, par conséquent, que sa suppression puisse avoir un effet contraire.

De plus, en suspendant après l'accouchement le retour de la menstruation, il éloigne la congestion et l'engorgement utérin qui l'accompagnent.

Cazeaux a remarqué que certaines femmes ont des tranchées utérines dans les premiers jours qui suivent l'accouchement chaque fois qu'elles allaitent leurs enfants.

Aran a trouvé sur 100 femmes atteintes d'affection de la matrice que 70 n'avaient pas nourri leurs enfants.

Une cause fréquente et que nous avons rencontrée nombre de fois chez les malades atteintes d'augmentation de volume de l'utérus que nous avons examinées tant à la clinique libre de M. Chéron que dans le service de Saint-Lazare, est l'imprudence que commettent les nouvelles accouchées de se lever trop tôt après leur délivrance et de se livrer à des exercices fatigants, avant d'avoir donné à leur utérus le temps de revenir à son volume primitif, temps que nous avons évalué en moyenne, d'après les opinions des divers auteurs qui ont étudié cette question, à six ou huit semaines.

« C'est particulièrement, dit Chomel, dans l'article sur l'inflammation de l'utérus (métrite post-puerpérale) qu'il a publié dans le Dictionnaire en trente volumes, c'est particulièrement chez les femmes qui sortent de la maison d'accouchement neuf jours après leurs couches, et, plus fréquemment encore, parmi celles qui la quittent dès le troisième ou le quatrième jour que nous avons eu occasion d'observer cette forme de métrite. »

Rien de plus commun, nous l'observons tous les jours, que de voir les femmes du peuple et même des femmes qui pourraient se permettre le repos nécessaire après leurs couches, suivre cette funeste habitude de se lever le huitième jour, le sixième et même le quatrième. Nous avons eu l'occasion d'en interroger une qui avait eu six enfants et qui se levait après chaque accouchement le deuxième ou le troisième jour.

La marche, la fatigue, le poids de l'utérus encore hypertrophié doivent, on le comprend, favoriser la congestion de son système vasculaire, d'autant plus que les vaisseaux sont encore dilatés à ce moment-là.

Une cause qui a peut-être encore plus d'influence sur l'arrêt d'involution, c'est la reprise prématurée des rapports sexuels.

Le coït provoque l'hyperémie des organes génitaux de la femme; non-seulement par l'irritation locale qu'il produit, mais encore par les troubles que l'excitation nerveuse apporte dans les centres vaso-moteurs de l'organe.

Les déplacements et particulièrement la rétroflexion, la rétroversion et le prolapsus, d'après Robert Barnes, sont des causes d'arrêt ou de retard dans l'involution utérine.

Ils agissent par la gêne qu'ils apportent au retour du sang veineux et qui résulte des angles que font faire aux vaisseaux les déplacements ou les flexions.

Les grossesses répétées, lorsqu'elles ont lieu à intervalles très-courts, avant que l'utérus ait eu le temps de revenir complétement à son volume normal, ont une influence notable sur l'arrêt d'involution, attendu qu'après chaque grossesse, l'organe est plus gros, plus lourd et qu'il est d'autant plus difficile pour lui de revenir à son volume primitif que les imprégnations ont été plus fréquentes et surtout plus rapprochées.

« Vers le troisième jour, dit Wieland (thèse 1858), on observe un temps d'arrêt dans la rétrocession de l'utérus et ce temps d'arrêt correspond à la fluxion mammaire. »

La fluxion mammaire serait donc d'après cet auteur une cause d'arrêt momentané du retrait de l'utérus.

Doit-on la prendre en considération dans la recherche de l'étiologie de l'arrêt d'involution, nous ne le croyons pas, à cause de sa courte durée et de son action passagère.

« Les tranchées utérines, dit M. Chenet, dans sa thèse sur l'involution utérine et l'engorgement utérin, modifient le retrait de l'utérus par suite de la présence de caillots dans l'utérus. »

Cela se conçoit facilement; mais nous ne croyons pas qu'il soit posssible d'attribuer l'arrêt d'involution à cette cause qui n'a ordinairement qu'une durée de un jour à un jour et demi et qui disparaît après l'expulsion des caillots.

Nous trouvons dans la thèse de M. Autefage (Paris 1869), citée comme cause possible du retard dans la décroissance du volume de l'utérus, la rétention d'urine.

Il conseille d'y veiller et, dans le cas où elle se produirait, de sonder la femme au moins deux fois par jour, si elle n'urine pas naturellement au moins ce même nombre de fois.

Enfin les maladies qui altèrent profondément les fonctions organiques, par la fièvre qu'elles provoquent, sont des causes d'arrêt dans l'évolution rétrograde de la matrice.

Dans ses leçons, le D^r Ch. West cite un passage extrait du journal *The Lancet*, avril 1854, dans lequel le Dr Snow Beck raconte qu'il trouva l'utérus d'une jeune fille accouchée depuis longtemps, et morte d'une fièvre typhoïde ayant duré sept mois, encore très-volumineux sans qu'il fût le siége d'aucune lésion ; et l'examen microscopique lui permit de retrouver très-nettement les éléments qui constituent le tissu utérin au neuvième mois de la grossesse.

Robert Barnes cite aussi comme pouvant entraver la marche de la régression utérine : la phthisie, les cachexies strumeuses et syphilitiques, les hémorrhagies après l'accouchement, en affaiblissant la tonicité musculaire et l'économie générale.

Toutes les causes que nous venons d'énumérer, sauf l'allaitement, peuvent s'observer à la suite de l'avortement comme après l'accouchement.

Mais elles sont bien plus fréquentes et bien plus graves encore après l'avortement.

D'abord, à la suite d'une fausse couche, les malades ne souffrant pas se lèvent souvent au bout de vingt-quatre heures, reprennent leurs occupations, se livrent aux soins du ménage, à des exercices fatigants ou aux plaisirs, suivant leur condition de fortune ou leur situation dans le monde, et, ce qui est bien plus grave encore, au coït ; en un mot, elles continuent l'existence qu'elles menaient auparavant, comme s'il ne leur était rien arrivé.

Pour elles, une fausse couche ne compte pas, c'est purement et simplement un accident auquel elles ne pensent plus le lendemain et non une maladie.

Et cependant il est bien plus difficile de faire revenir

l'utérus à son volume normal après une fausse couche qu'après un accouchement, bien que l'augmentation de volume de l'organe ne soit pas aussi complète que dans la grossesse à terme.

Car la dégénérescense graisseuse s'obtient bien plus difficilement sur des fibres musculaires non arrivées à leur complet développement et n'ayant pas encore atteint les conditions nécessaires à la régression complète.

La contractilité utérine n'a pas non plus la même énergie dans des fibres musculaires qui n'ont pas encore acquis le volume qu'elles doivent avoir.

La muqueuse utérine n'est pas encore transformée en caduque et adhère encore fortement à l'utérus. Elle est très-riche en vaisseaux.

En outre, il peut arriver que l'œuf ait été expulsé incomplétement et qu'il soit resté dans l'utérus des fragments de placenta, toutes conditions susceptibles, on le voit, de provoquer l'inflammation de l'utérus.

M. Chenet (1), qui a si bien étudié tous les détails de l'involution utérine, dit à propos des suites de l'avortement :

« Je ne possède pas d'examen anatomique d'utérus, à la suite d'avortement, qui me permette de dire si l'involution se fait aussi régulièrement qu'après un accouchement à terme. Mais j'ai pu suivre dans quelques cas le retrait de l'utérus à la suite de fausses couches survenues à une époque assez éloignée de la grossesse, et il m'a semblé que, dans ces différents cas, le retrait était moins rapide que dans les conditions ordinaires.

« L'utérus est moins développé, il est vrai, il a moins à faire pour revenir à son volume antérieur ; mais les fibres

(1) Chenet. Loc. cit.

musculaires sont alors en pleine période de développement, tandis que dans l'accouchement à terme, ce développement est achevé et déjà l'on trouve certaines fibres musculaires infiltrées de granulations graisseuses. »

VIII

PROCESSUS DE LA MÉTRITE CHRONIQUE DANS SES RAP-
PORTS AVEC L'ARRÊT D'INVOLUTION. TROIS OBSERVA-
TIONS SUIVIES D'AUTOPSIE.

C'est surtout après l'accouchement que se développe la
métrite chronique.

Lentement, sourdement, le plus souvent à l'insu de la
malade, se fait un travail d'infiltration qui amènera plus
tard une transformation profonde dans la texture de l'organe.

Chez les vierges et chez les nullipares, la métrite chronique est infiniment plus rare, et quelques caractères ab-
sents dans le premier cas, autorisent à chercher une cause
différente au développement de la métrite chronique chez
les femmes qui ont engendré.

L'arrêt d'involution de l'utérus est une des causes dé-
terminantes sous l'influence desquelles peut s'établir le
travail irritatif d'où résultera la métrite chronique, en
admettant que l'organisme, en puissance de maladie constitutionnelle ou de diathèse, soit apte à laisser subir à
l'organe utérin cette lésion de texture.

Notre savant maître, M. le Dr Chéron, professe que les affections utérines sont de deux sortes. Les unes sont des lésions exclusivement locales, et leur domaine se limite aux troubles fonctionnels (aménorrhée, dysménorrhée, hémorrhagies), à la congestion et à l'engorgement. Les autres sont des affections qui revêtent une forme spéciale, caractérisée par la lésion ultérieure de texture comprenant le groupe des métrites et toutes les lésions qui en dérivent plus ou moins directement (ulcérations, kystes, polypes utéro-folliculaires, etc.).

Les premières peuvent se développer dans tous les organismes, et c'est principalement dans les organismes indemnes de diathèse qu'on les observe.

Quant aux secondes, les organismes atteints de maladies constitutionnelles ou de diathèses sont les seuls chez lesquels elles se présentent.

Toute affection utérine, dit le même auteur, est le résultat d'une irritation qui, transportée à la moelle, principalement à la moelle lombaire, se réfléchit sur l'utérus sous la forme d'une congestion amenée par la cessation temporaire ou permanente de l'activité fonctionnelle des centres d'innervation vaso-motrice, et la souffrance de la moelle se traduit par l'apparition d'une névralgie lombo-abdominale qui se révèle, soit spontanément, soit à la pression des apophyses épineuses ou des nerfs émergents.

Or. la régression incomplète de l'utérus étant une cause périphérique d'irritation spinale, une congestion permanente en est le résultat et, dès lors, l'utérus devient le siége d'un travail morbide qui, d'une part, et dans les cas les plus rares, peut se limiter à l'engorgement ou donner lieu à une altération organique qui fera parcourir à cet organe les phases d'altération de texture qui caractérisent la métrite chronique.

Fauquez.   4

En effet, l'utérus atteint de congestion verra disparaître ce trouble fonctionnel, voire même les conséquences qui en résultent, le jour où, sous l'influence d'un traitement approprié, les centres d'innervation auront repris leur tonicité première. La nature seule se charge même, le plus souvent en dehors de tout traitement, de produire ce résultat. Mais qu'une affection humorale, qu'une maladie constitutionnelle existe dans l'organisme, l'utérus, préparé par la congestion dont il est le siége, sous l'influence de la régression incomplète, devient l'organe apte à porter la manifestation de la diathèse. Et c'est par la prolifération du tissu conjonctif, qui existe à l'état embryonnaire dans cet organe, que se caractérisera la nature de l'affection utérine, qui ne sera autre que la métrite chronique ou l'un de ses dérivés.

Maintenant, arrêtons-nous à cette question. Quels sont les organismes chez lesquels s'observe surtout habituellement la régression incomplète de l'utérus après l'accouchement?

Ce sont surtout les organismes chez lesquels la vitalité s'est épuisée par des accouchements successifs répétés, chez lesquels l'utérus, surpris dans son évolution régressive par la reprise hâtive des habitudes de la vie ordinaire ou des rapports sexuels, ne peut, *ab inedia* dans le premier cas, *ab irritatione* dans le second, accomplir son retour à son volume normal et à sa texture première.

Trois cas principaux peuvent se présenter et imprimer à la texture de l'utérus une modification spéciale.

Dans le premier, l'utérus reste plus développé sans subir aucune modification nouvelle dans la texture.

Dans le second cas, il se fait une résorption des éléments qui ont déjà subi la dégénérescence graisseuse et l'utérus présente, ou des parois également amincies avec une augmentation notable de sa longueur et de sa cavité, ou des parois inégalement amincies, la résorption s'étant trouvée plus avancée en certains points.

Dans le troisième cas, ce n'est plus une régression simple des éléments anatomiques, mais bien une véritable prolifération qui donne à l'utérus une texture exclusivement musculeuse. C'est la forme à laquelle on doit réserver le nom d'hypertrophie.

Voici trois observations accompagnées d'autopsie qui démontrent le bien fondé de cette division et justifient cette manière de voir :

Que l'augmentation de volume de l'utérus et l'agrandissement de sa cavité que l'on observe dans la métrite chronique ne sont pas, en tout point, le résultat de l'évolution inflammatoire, mais bien l'effet direct de l'arrêt d'involution après la fausse couche ou après l'accouchement.

OBSERVATION I. — Suivie d'autopsie.

La nommée Marie G..., fille de salle, âgée de 46 ans, en service à l'hospice Saint-Lazare depuis plus de dix années, bien réglée, sujette à des douleurs s'irradiant de la région lombaire à la région hypogatrique au moment des époques, a souffert de l'utérus pendant plus de vingt ans à la suite d'un accouchement. Elle présente les traces bien manifestes de l'herpétisme.

Elle raconte qu'elle a eu des pertes blanches purulentes, des hémorrhagies, des ulcérations du col qu'on a cautérisées au fer rouge, et un sentiment de pesanteur dans le bas-ventre augmentant d'une façon notable au retour de la période menstruelle.

Examinée quelques semaines avant sa mort, sur sa demande, alors qu'elle souffrait de douleurs dans l'hypochondre gauche, nous avions trouvé le col gros, mesurant 0,05 centimètres au cervicimètre, présentant les traces d'anciennes ulcérations siégeant sur les deux lèvres.

Au toucher les lèvres sont trouvées largement renversées en arrière, l'utérus est abaissé sur le plancher perinéo-vaginal, il est lourd à déplacer, on le sent largement developpé dans les culs-de-sac, où la pression du doigt produit une sensation douloureuse.

La palpation permet de constater que le fond de cet organe dépasse les pubis de deux travers de doigt au moins.

La sonde utérine pénètre dans un utérus largement ouvert, mesurant, du fond de la cavité au méat cervical, une longueur de 0,08 centimètres.

Un liquide muco-purulent s'écoule en petite quantité.

Nous constatons l'existence d'une métrite chronique arrêtée dans la période d'infiltration, ce que nous attribuons au calme dont jouissent les organes génitaux de la malade depuis son entrée à l'hôpital.

Un traitement, s'adressant à la névralgie lombo-abdominale d'une part et à l'utérus d'autre part est, prescrit à la malade.

Six semaines plus tard, prise de pneumonie double, elle succombe rapidement.

Nous pratiquons l'autopsie.

L'utérus se présente sous la forme d'une grosse poire inversée à gauche, d'un rouge violacé, mesurant 0,094 millimètres dans toute sa longueur, 0,07 centimètres dans toute sa largeur.

La cavité mesure 0,08 centimètres dans son diamètre longitudinal, comme pendant la vie, et 0,04 centimètres dans son diamètre transversal.

La muqueuse de la cavité utérine est mollasse, présentant, par place, un aspect desquamé. Elle présente quelques élevures, quelques inégalités, rares d'ailleurs, comparables à des granulations.

Le tissu utérin est assez ferme, d'une consistance légèrement élastique d'un gris rosé parsemé de nombreux vaisseaux béants (fig. I).

Quelques points présentent une coloration d'un blanc jaunâtre, le tissu semble moins résistant en ces parties. Soumis à l'examen microscopique, le tissu de l'organe est reconnu formé : 1° de fibres musculaires lisses ayant subi, au niveau des points de couleur blanc jaunâtre, un commencement de régression graisseuse; 2° de vaisseaux dilatés, entourés d'un manchon formé de tissu conjonctif; 3° d'un tissu conjonctif interstitiel embryonnaire, ayant subi parfois un développement fibrillaire.

Fig. I.

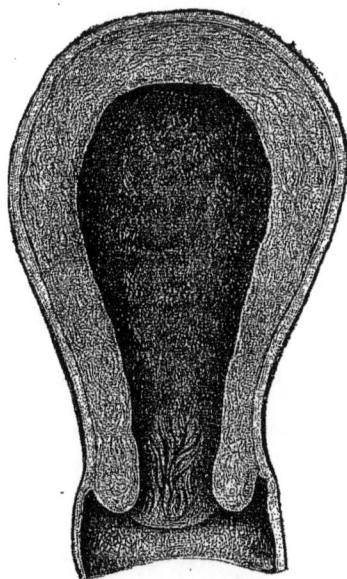

L'état de la muqueuse, l'altération histologique du tissu utérin et des vaisseaux, en outre, les symptômes observés chez la malade et ceux antérieurs relatés par elle, nous autorisaient à porter le diagnostic de *métrite chronique*, mais nous avions le droit de nous étonner d'une augmentation aussi considérable du volume de l'organe utérin et de l'agrandissement de sa cavité, la forme régulière étant conservée, le parenchyme présentant à l'étude histologique les caractères que présente l'utérus en voie de régression, combinés avec un certain nombre de ceux qu'on observe dans la métrite muco-parenchymateuse chronique.

Obs. II. — Autopsie.

Marguerite D..., âgée de 24 ans, exerçant la profession de brocheuse, est couchée au lit n° 7 de la salle Sainte-Eléonore.

Cette malade assez irrégulièrement réglée a eu deux enfants, le dernier il y a 18 mois. Elle est entrée dans le service avec le diagnostic : *ulcération du col.*

Elle raconte qu'après être restée 3 jours au lit, après son dernier accouchement, elle a repris l'exercice de sa profession, mais qu'elle a toujours souffert du ventre depuis ce moment-là.

Elle a des pertes blanches très-abondantes.

Sont teint est pâle ; elle présente l'aspect d'une femme qui vient de faire une maladie grave. Elle est atteinte de diathèse strumeuse. L'examen par le toucher nous permet de constater l'existence d'un col court mais large, d'une consistance ferme, dont le méat cervical est entr'ouvert.

Les culs-de-sac sont libres, l'utérus est lourd et les lèvres du col viennent s'appuyer sur le plancher vaginal.

Au spéculum, le col se présente envahi par une large ulcération d'aspect lisse, modifiée sans doute par le frottement sur le plancher vaginal, et se prolongeant dans le canal cervical, duquel s'écoule un liquide purulent. La sonde utérine pénètre largement et mesure 0,076 millimètres.

Un traitement local et un traitement général sont institués.

Dix jours après son entrée, la malade est prise de fièvre typhoïde et meurt d'accidents cérébraux au seizième jour de la maladie.

L'autopsie, faite vingt heures après la mort, nous montre l'utérus d'un rouge violacé pâle, d'une longueur totale de 0,084 millimètres et d'une largeur totale de 0,048 millimètres.

La longueur de la cavité est de 0,07 centimètres et la largeur de 0,034 millimètres.

Ce qui nous frappe surtout, c'est l'aspect allongé de l'organe.

Divisé dans sa longueur, un liquide séreux rougeâtre s'écoule et la muqueuse se présente sous un aspect granulo-fongueux, rouge violacé (fig. II).

Les parois peu épaisses, mais très-également amincies, circonscrivent une large cavité. L'isthme est largement ouvert et les deux muqueuses du col et du corps sont également desquamées.

La couleur de la coupe des parois est d'un gris rosé, parsemé de points jaune clair et de coupes de vaisseaux béants.

L'analyse histologique révèle la présence de fibres musculaires lisses formant la masse des parois, les faisceaux séparés par du tissu conjonctif embryonnaire développé en tissu fibrillaire dans le voisinage des points d'un jaune clair où la régression graisseuse a atteint les éléments musculaires, ainsi qu'autour des vaissseaux.

Fig. II.

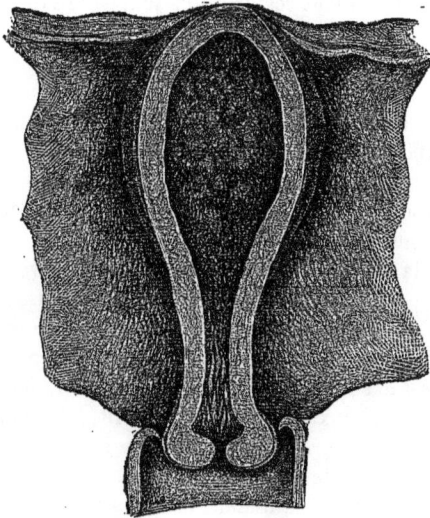

Nous trouvons dans le second cas, comme dans le précédent, les éléments constitutifs de la métrite et ceux de l'involution incomplète avec les causes susceptibles de produire cette dernière affection. Nous ne saurions comprendre qu'en dix-huit mois la métrite chronique pût produire un agrandissement aussi considérable de la cavité utérine et un allongement de l'organe.

Il faut que l'utérus arrêté dans sa régression ait vu survenir la métrite muco-parenchymateuse sous l'influence de cet arrêt d'involution, d'une part, et sous l'influence de l'état constitutionnel ou diathésique, de l'autre.

Obs. III. — Autopsie.

Jeanne R..., fille de salle, âgée de 42 ans, est attachée au service de la salle Sainte-Marie depuis trois années.

Elle est irrégulièrement réglée et n'a jamais fait de fausses couches. Elle a eu trois enfants, le dernier il y a douze ans. La malade est arthritique. Elle est entrée plusieurs fois dans le service atteinte d'ulcération du col.

En 1873, elle a eu plusieurs hémorrhagies, à la suite desquelles sont survenues d'abondantes pertes blanches.

Elle souffre au moment des époques et se plaint d'une sensation de pesanteur habituelle dans le bas-ventre, accompagnée de douleurs dans l'hypochondre gauche.

Elle vient à la visite de temps en temps pour recevoir un pansement glycéro-tannique qui la soulage pour quelques jours. Le col n'est point ulcéré, il est gros et large, mesurant 0,052 millimètres au cervicimètre. Il repose sur le plancher vaginal, il est douloureux au toucher.

Les culs-de-sac sont libres, mais le corps de l'utérus peut être atteint dans chacun d'eux. Ce dernier est lourd, très-difficile à déplacer. La sonde utérine pénètre largement dans la cavité et mesure 0,072 millimètres de profondeur.

Depuis quelque temps la malade est prise de crises violentes qui revêtent la forme de l'angine de poitrine.

Ces crises se rapprochaient depuis quelque temps, malgré le traitement employé, et un soir, au moment où elle montait au lit, elle est tombée lourdement. L'interne de service appelé en toute hâte n'a pu que constater sa mort.

L'autopsie faite le lendemain d'une façon complète, dans le but, non-seulement de rechercher l'état des organes génitaux, mais encore la cause de la mort subite, nous a permis de constater la présence de nombreux calculs de cholestérine engagés dans les voies biliaires et l'un d'eux, du volume d'une aveline, obstruait le canal de la vésicule biliaire. L'utérus, d'un rouge violacé, est volumineux et légèrement irrégulier (fig. III).

La longueur totale est de 0,10 centimètres ; sa largeur totale de 0,07 centimètres; la longueur de la cavité est de 0,072 millimètres ; sa largeur est de 0,025 millimètres.

A la coupe, il ne s'écoule pas de liquide, et celui-ci se présente sous un aspect gris rosé très-uniforme, pointillé de rouge. Il n'existe pas de larges vaisseaux béants comme dans les cas précédents. La muqueuse est granuleuse et présente quelques petits polypes utéro-folliculaires d'un rouge violacé (fig. IV).

Fig. III.

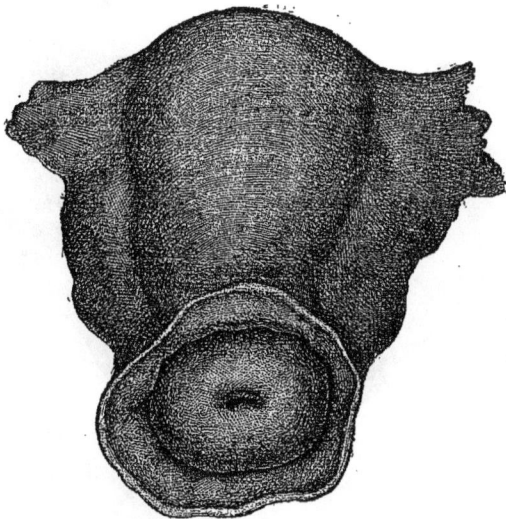

Soumis à l'examen microscopique, le tissu du parenchyme se présente composé de fibres musculaires lisses, séparées par une très-petite quantité de tissu conjonctif interstitiel peu développé et un petit nombre de petits vaisseaux ne présentant pas le manchon de tissu conjonctif signalé dans les deux autres cas.

Symptômes de métrite chronique nettement accusés pendant la vie, traces manifestes d'endométrite après la mort, augmentation de volume de l'utérus et de ses parois musculaires hyperthrophiées, tels sont les caractères observés dans ce cas où l'hypertrophie de l'organe, combinée avec des signes de métrite, ne saurait reconnaître pour cause, à notre avis, que la régression incomplète de l'organe agissant comme cause déterminante chez une arthritique où le diagnostic de l'arthritisme se trouve confirmé par la lithiase biliaire, cause de la mort.

Fig. IV.

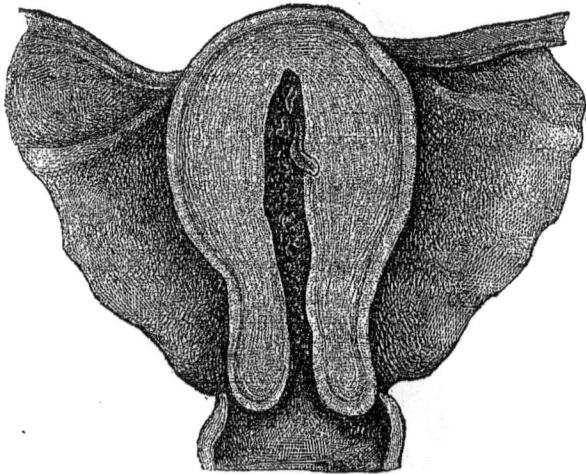

Des considérations précédentes et des observations avec autopsie exposées à la suite, nous pouvons déduire des conséquences que nous répéterons à la fin de ce travail, sous forme de conclusions.

La métrite chronique, très-fréquente à la suite de la

fausse couche ou de l'accouchement, reconnaît, dans ces cas-là, le plus souvent pour cause déterminante, l'involution incomplète de l'utérus qui agit comme stimulus dans un organisme atteint de maladie constitutionnelle ou de diathèse.

C'est ainsi que s'explique l'augmentation souvent considérable de l'utérus et l'agrandissement de la cavité de cet organe, considérés comme des signes objectifs sérieux de la métrite chronique.

IX

MÉTRITE PARENCHYMATEUSE CHRONIQUE CONSÉCUTIVE A L'ARRÊT D'INVOLUTION DE L'UTÉRUS.

Les causes de l'arrêt d'involution de l'utérus, que nous avons étudiées dans le chapitre précédent, ont pour effet de déterminer dans cet organe une inflammation qui, sauf dans les cas de fièvre puerpérale, est plutôt subaiguë que franchement aiguë. L'utérus, à ce moment, restant tuméfié par suite d'arrêt dans la régression de ses éléments constitutifs, et surtout par la persistance de la dilatation du système vasculaire et en particulier des veines, l'inflammation, au lieu de disparaître, passe de l'état aigu ou subaigu à l'état chronique.

Une métrite chronique se trouve ainsi etablie.

De quelle nature sera cette métrite ?

Pour répondre à cette question, il n'est besoin, selon nous, que de considérer quels sont les éléments de l'utérus particulièrement atteints par l'arrêt d'involution. Ce sont évidemment les fibres musculaires, les vaisseaux et le tissu conjonctif bien plus que la muqueuse qui, devenue caduque et ayant été éliminée après l'accouchement, n'est pas encore reconstituée ; en un mot, c'est sur le parenchyme que portent principalement les désordres causés par cet arrêt d'involution.

Nous laisserons donc le nom de métrite parenchymateuse chronique à l'inflammation chronique de l'utérus succédant à un trouble apporté dans les modifications que cet organe doit subir après la grossesse et l'accouchement. Peut-être vaudrait-il mieux adopter le nom de métrite interstitielle que M. Sinéty (1), dont nous partageons entièrement l'opinion, trouverait préférable à celui de métrite parenchymateuse, car, comme nous le verrons plus loin, c'est le tissu conjonctif qui joue le plus grand rôle dans l'établissement définitif de la métrite chronique, mais nous n'avons pas la prétention de substituer une désignation nouvelle à celle qui depuis longtemps a cours dans la science et est adoptée par tous les gynécologistes. C'est cette métrite que Chomel (2) a désignée sous le nom de post-puerpérale.

A moins de succéder à cette dernière, elle s'établit presque toujours lentement et sans passer par l'état aigu.

Cette particularité de s'établir d'emblée la différencie des autres métrites qui peuvent devenir chroniques, mais qui débutent toujours par l'état aigu, telles que celles qui reconnaissent pour cause la suppression du flux menstruel, les

(1) Sinéty. Manuel pratique de gynécologie et de maladies des femmes. Paris, 1879.
(2) Chomel. Loc. cit.

excès de coït, la masturbation, l'action du froid, les lésions produites par l'introduction d'instruments dans la cavité utérine, hystéromètre, redresseur, etc., et aussi de la métrite qu'on observe chez les femmes vierges d'enfants, et que M. Gallard (1) appelle métrite virginale, que quelques auteurs ont niée et sur laquelle M. A. Guérin (2) a appelé de nouveau l'attention.

M. Gallard reconnaît l'existence d'une métrite qui ne succède pas de suite à la délivrance et qui, en général, survient chez les femmes qui se sont levées trop tôt ou livrées au coït avant le retour complet des organes à leur état primitif, c'est-à-dire chez les femmes dont l'utérus a subi un arrêt d'involution et qui, selon lui, constitue plus tard la métrite chronique.

« Elle a, dit-il, ceci de particulier, qu'elle surprend l'utérus au milieu du travail d'évolution régressive qui devait le ramener à ses dimensions physiologiques et normales, à la suite de l'accouchement, et qu'elle empêche ce travail. »

Scanzoni (3) dit : « Ce sont les couches qui jouent le plus grand rôle dans l'étiologie de la métrite chronique. »

Et plus loin : « Le retrait de l'utérus étant empêché, la métrite chronique en résulte. »

Dans son Traité pratique des organes sexuels de la femme, traduit et annoté par les Drs H. Dor et Socin en 1856, ce même auteur dit encore : « Souvent l'affection est la suite de couches, surtout lorsque le retrait de l'utérus n'a pas eu son cours normal, soit par suite de l'inertie des parois de l'utérus, soit à cause d'une inflammation survenue pendant les couches. »

(1) Gallard. Leçons cliniques sur les maladies des femmes, p. 166.
(2) Guérin.
(3) Scanzoni. Loc. cit.

Aran (1), sur les opinions duquel nous ne saurions trop nous appuyer, dans sa leçon sur l'inflammation de l'utérus, à l'article Métrite parenchymateuse chronique, page 533, dit : « C'est surtout pour l'accouchement et l'avortement que la filiation peut être établie, nombre de personnes ne rattachant pas à leur maladie les accidents qui ont suivi la terminaison de la grossesse, surtout lorsque les accidents ont diminué assez pour devenir supportables. Au reste, autant et plus peut-être pour la métrite chronique parenchymateuse que pour les autres métrites, l'influence de l'avortement est immense.

« Dans la moitié des cas, au moins, c'est à la suite des couches, ou très-peu après, que les premiers accidents se sont montrés, et si l'on rapproche des faits précédents ceux dans lesquels les accidents paraissent s'être calmés et n'ont reparu que quelques semaines ou quelques mois plus tard, on peut évaluer aux deux tiers environ la proportion des métrites chroniques qui doivent leur origine à un accouchement et plus particulièrement à un accouchement laborieux, aux imprudences courues à la suite d'accouchement, à la reprise prématurée des fatigues et des occupations ordinaires de la vie, à celle des rapports sexuels, à des grossesses qui se succèdent très-rapidement dans un temps très-court. »

En dehors de l'hypertrophie primitive qui survient sans cause morbide et qui n'est qu'un excès de développement de la matrice, en dehors des hypertrophies qui résultent d'un état morbide, tumeurs, polypes, abaissement, prolapsus, fluxions, engorgements, elle est le plus fréquemment la conséquence de l'arrêt d'involution après l'accouchement et l'avortement.

(1) Aran. Loc. cit.

L'hypertrophie de l'utérus accompagne toujours la métrite parenchymateuse chronique résultant de l'arrêt d'involution de cet organe. Elles sont même, suivant nous, inséparables l'une de l'autre ; car la métrite chronique se développe, dans ce cas, sur un utérus hypertrophié, puisque ses éléments n'ont pas suivi leur marche régressive ; et d'un autre côté l'inflammation chronique entretient et exagère même l'hypertrophie.

C'est une hypertrophie physiologique que sa persistance a fait passer à l'état d'hypertrophie pathologique.

C'est cette hypertrophie que M. Courty appelle hypertrophie passive.

M. Gallard (1) la considère, lui aussi, comme inhérente à l'existence de la métrite chronique. Dans ses leçons cliniques il dit : « Un fait capital de l'histoire de la métrite chronique, c'est l'augmentation de volume de l'utérus que vous retrouverez inévitablement, quoique à des degrés divers, chez toutes les femmes affectées de cette maladie. Cette augmentation de volume est toujours générale, c'est-à-dire que chacune des parties constituantes de l'organe utérin y participe dans une certaine mesure ; mais elle n'est pas aussi forcément uniforme que dans la métrite simple parenchymateuse aiguë ; et, suivant les cas, on trouve des parties de la matrice qui sont proportionnellement plus tuméfiées que les autres. »

D'après Aran, les parois sont uniformément épaissies, sauf le col et le fond de l'utérus au niveau duquel l'hypertrophie serait plus accentuée et qui se porterait en dedans et diminuerait ainsi la cavité de l'organe.

On comprend aisément qu'au niveau de l'insertion du placenta, en ce point qui, pendant tout le temps de la grossesse, a été le siége d'un afflux de sang considérable, dont

(1) Gallard. Loc. cit.

la nutrition a été pendant ce laps de temps exagérée, il puisse y avoir une tendance plus grande à l'hypertrophie.

On voit cependant, presque constamment, l'agrandissement de la cavité utérine coïncider avec l'hypertrophie des parois (Scanzoni, Rokitansky, Gallard), et constituer l'hypertrophie excentrique.

L'hypertrophie peut être limitée au corps de l'utérus; elle peut n'atteindre que le col; mais généralement l'organe en entier participe à l'augmentation de volume. Lorsque le col est augmenté de volume, il peut être hypertrophié en largeur ou hypertrophié en longueur; mais cette dernière forme se trouve plus spécialement chez les femmes qui n'ont pas eu d'enfants. Il peut enfin être hypertrophié en totalité ou seulement atteint dans une des lèvres seulement. Le museau de tanche a dans ce cas une forme particulière qui rappelle la trompe d'un tapir. On lui donne alors le nom de col tapiroïde.

La métrite parenchymateuse chronique est généralement étendue à tout l'organe, corps et col.

Elle comprend dans son évolution deux périodes bien distinctes, signalées par Scanzoni :

La première période ou période d'infiltration.

La deuxième période ou période d'induration.

La période d'infiltration n'est que l'exagération d'un état congestif poussé à l'extrême et persistant. Elle est caractérisée par l'hyperémie résultant de la dilatation veineuse.

Les vaisseaux gorgés de sang laissent transsuder le sérum qui s'infiltre entre les éléments du tissu utérin et les ramollit.

Cette infiltration devient même séro-sanguinolente et donne aux tissus une couleur rouge violacé.

Le col peut être, nous verrons plus tard par quel mécanisme, le siége d'ulcérations. Il est gros, rouge violacé, souvent même sur sa surface se dessinent de petits rameaux vasculaires.

Enfin, l'organe qui est généralement atteint en entier devient mou, engorgé, friable (Scanzoni), son volume est considérablement augmenté (1).

Quels sont les éléments de cette augmentation de volume ?

Nous empruntons à M. de Sinéty (2) les détails sur les modifications histologiques :

« Dans la première période que nous avons désignée sous le nom de période d'infiltration, on observe de l'hyperémie. Les vaisseaux sont distendus et remplis par les globules sanguins; quelquefois on rencontre sur certains points des hémorrhagies interstitielles. Mais la lésion dominante de cette période, c'est la présence en grand nombre d'éléments embryonnaires dans toute l'épaisseur de la paroi. Ces éléments se rencontrent de préférence autour des vaisseaux ou forment des îlots de dimensions variables qui en sont plus ou moins éloignés. »

La deuxième période ou période d'induration est caractérisée par la dureté du tissu utérin qui entoure les éléments. C'est une véritable sclérose. Le tissu pâle et anémié crie sous le scalpel. Le col décoloré, dur, gros, a un aspect scléreux. Les artères et les veines étouffées par l'hypertrophie et l'hyperplasie des éléments conjonctifs sont rétrécies. En somme, le tissu conjonctif passe par toutes les modifications qui l'amènent à l'état de tissu fibreux. Il enserre les autres éléments qu'il étouffe et dont il prend la place.

Suivant Virchow, il n'y a pas que le tissu conjonctif qui

(1) Scanzoni. Loc. cit.
(2) M. de Sinéty. Loc. cit.

se développe ; on observerait aussi le développement des fibres musculaires. Il n'y aurait que le système vasculaire qui, rétréci par la compression qu'exercent sur lui les éléments du tissu conjonctif proliféré, ne participerait pas à ce développement (1).

Suivant certains auteurs, Rokitansky entre autres, le tissu conjonctif seul proliférerait. M. de Sinéty, qui nous a fourni l'examen histologique de la première période, dit, au sujet de la seconde, qu'il est difficile de reconnaître ce qui appartient aux fibres conjonctives et aux fibres musculaires lisses.

Il cite diverses opinions, entre autres celles de Fœrster qui admet que tous les éléments prennent part à l'hypertrophie de l'utérus et que sa structure ne change pas ;

Celle de Finn, qui prétend que l'hypertrophie porte presque uniquement sur le tissu musculaire.

Ces opinions divergentes des auteurs tiendraient, soit à ce que la distinction entre les muscles lisses et le tissu conjonctif est souvent difficile, soit à ce que les altérations anatomiques varient suivant les cas.

Un grand nombre de gynécologistes attribuent aux diathèses une influence très-grande sur la production des affections utérines. Chomel, Boivin, Duguès, Gueneau de Mussy, Duparcque, le Dr Durand-Fardel, Bazin, Bennett, Becquerel, Courty, Bernutz et Goupil, Tillot, Martineau, quoique n'ayant pas des opinions absolument identiques, accordent à l'état général des malades une attention toute particulière, différant en cela des anatomo-pathologistes qui ne voient que la lésion. Certains d'entre eux, même,

(1) La manière de voir de Virchow se rapporte à l'hypertrophie vraie qui n'est point du tout le cas dont nous nous occupons ici. Nous employons l'expression d'hypertrophie comme synonyme d'augmentation de volume.

accordent trop d'importance à la diathèse et négligent trop
la lésion pour tout faire dépendre de l'état général.

Pour nous, les diathèses herpétique et arthritique particulièrement ont une influence prépondérante sur l'établissement de la métrite parenchymateuse chronique. Dans la
grande majorité des cas, les malades, chez lesquelles nous
avons constaté l'existence d'une métrite parenchymateuse
chronique, nous ont donné à constater les manifestations
d'une diathèse, soit herpétique, soit arthritique, coïncidant
avec la maladie utérine ; et chez les malades qui ne présentaient pas cette particularité, presque toujours la lésion
de l'utérus se bornait aux altérations produites par l'arrêt
d'involution, c'est-à-dire à une congestion intense avec
hypertrophie de l'organe et présentait l'aspect de la première période de la métrite parenchymateuse, ou période
d'engorgement.

D'après M. le Dr Chéron, c'est toujours par l'intermédiaire de la moelle que se fait sentir l'action de la diathèse.
Pour lui, l'altération humorale qui constitue la diathèse a
besoin, pour transmettre ses lésions à un organe, que le
département de la moelle en rapport avec cet organe soit
atteint.

Dans l'engorgement de l'utérus, résultant d'un état congestif persistant à la suite de l'arrêt d'involution, la moelle
est atteinte; les névralgies lombo-abdominale et lombo-
sacrée en sont une preuve assez évidente.

Lorsque le col devient le siége d'ulcérations. celles-ci
résultent de ce que l'utérus hypertrophié et par conséquent
augmenté de poids, souvent d'une façon considérable, produit le relâchement des ligaments qui forment le système
suspenseur de l'appareil utéro-ovarien déjà fatigué à la
suite de la grossesse.

Le corps de l'utérus est généralement porté en avant,

(en antéversion) et abaissé, de telle sorte que le col, porté, lui, en arrière, frotte sur le plancher vaginal. Ce frottement d'un col dont la régression ne s'est pas achevée, dont l'orifice externe est encore béant et présente cette forme signalée par Négrier, sous le nom de clochette, ce frottement, disons-nous, produit à la longue une desquamation épithéliale d'où résulte une légère érosion. Cette érosion est le point de départ d'une irritation qui, transmise à la moelle, revient par effet réflexe sous forme d'exagération de la nutrition.

Le tissu conjonctif sous-muqueux du canal cervical prolifère et repousse à l'extérieur la muqueuse du canal qui vient faire hernie au dehors, se desquame et devient le siége d'une ulcération.

M. le Dr Chéron, qui a fait d'intéressantes recherches sur ces ulcérations et leur processus, est arrivé au moyen de coupes histologiques faites avec la plus grande précision à reconnaître la marche de ces ulcérations.

Il a fondé une théorie appuyée sur l'observation la plus rigoureuse et à laquelle il a bien voulu nous initier depuis que nous avons l'avantage d'être son élève.

Nous ne nous étendrons pas plus longuement sur ce sujet, voulant lui laisser le soin de faire connaître lui-même les résultats de ses travaux.

La métrite parenchymateuse chronique peut être compliquée d'endométrite. Dans ce cas, on y trouve les mêmes lésions que dans les ulcérations du col : prolifération du tissu sous-muqueux qui soulève la muqueuse,

L'altération peut porter sur les glandes; dans ce cas, elles augmentent de volume, et le tissu périglandulaire embryonnaire entoure les glandes et les repousse au dehors.

Si l'altération porte sur les papilles, on observe, dans ce cas, des hémorrhagies.

La muqueuse peut être aussi le siége d'inflammations qui amènent la production d'un bourgeonnement comparable aux bourgeons charnus.

X

SYMPTOMATOLOGIE

Symptômes subjectifs. — Les malades qui se présentent à l'examen du médecin se plaignent généralement d'une douleur sourde, d'une sensation de pesanteur, localisée surtout dans la fosse iliaque gauche, d'embarras dans le bassin. Elles accusent des douleurs de reins très-violentes, névralgie lombo-abdominale et lombo-sacrée avec irradiations sur les parois de l'abdomen qui deviennent extrêmement douloureuses au toucher. Le pincement de la peau est particulièrement insupportable aux malades. La névralgie s'étend sur le trajet du nerf crural au devant des cuisses.

Si l'on recherche, au moyen de la pression du doigt indicateur, les points douloureux, on trouve généralement un point lombaire au niveau des trous de conjugaison des vertèbres lombaires; le point iliaque au-dessus de la crête iliaque; le point inguinal; le point des grandes lèvres en pressant sur les branches montantes du pubis, près de la symphyse pubienne; le point hypogastrique au-dessus de l'anneau inguinal.

Les douleurs de reins sont surtout accentuées dans le décubitus dorsal, quand la malade est au lit. La névralgie intercostale est très-fréquente. On est quelquefois mis sur la

trace de l'affection utérine par un point douloureux siégeant au niveau du mamelon. Cette douleur au niveau du
mamelon a reçu le nom de mastodynie.

La névralgie lombo-sacrée s'étend quelquefois jusqu'au
coccyx. Simpson et Scanzoni ont appelé l'attention sur
cette douleur et lui ont donné le nom de coccygodynie. Les
malades qui l'éprouvent ont des difficultés à rester assises,
à marcher. La pression sur le coccyx est très-douloureuse.

La marche est pénible, mais un phénomène encore plus
fréquent est la fatigue excessive dans la station debout.

Les cahots d'une voiture augmentent la douleur.

On observe fréquemment des troubles de l'appareil digestif, un profond dégoût pour les aliments.

L'appétit se perd et, quand par hasard il est conservé,
les digestions sont difficiles.

Les malades ont des sensations de gonflement de l'estomac, elles sont obligées d'ouvrir leur corsage de robe,
même de se délacer; elles ont des rougeurs, des chaleurs au
visage après les repas, avec envie de dormir.

La constipation est très-fréquente; on l'observe au moins
8 fois sur 10. Elle est très-opiniâtre et résiste longtemps
aux traitements les plus énergiques. Elle peut être due à
deux causes différentes. Elle est mécanique, c'est-à-dire
produite par la pression exercée sur le rectum, soit par le
col dans les cas d'antéversion, soit par le fond de l'utérus
dans les cas de rétroversion. Elle est sympathique, c'est-
à-dire produite par la congestion qui de l'utérus s'est étendue jusqu'à l'intestin; dans ce cas elle est interrompue
souvent par des débâcles.

La vessie souffre aussi. Les déplacements de l'utérus, et
en particulier l'antéversion qui s'observe très-fréquemment
dans la métrite parenchymateuse chronique avec hyper-

trophie, et qui exercent uue pression sur la vessie, causent aux malades des envies fréquentes d'uriner. La miction est douloureuse et s'accompagne de sensation de brûlure, de ténesme vésical.

La menstruation n'est pas toujours troublée ; cependant on observe encore assez fréquemment des retards, de la diminution dans l'abondance de l'écoulement sanguin, même de la dysménorrhée.

Ces phénomènes sont en rapport avec la congestion utérine qui est inhérente à l'hypertrophie et à l'inflammation chronique de l'utérus.

Quelquefois, au contraire, les règles sont plus fréquentes, plus abondantes, jusqu'à produire des métrorrhagies. C'est qu'alors l'endométrite est venue se joindre à la métrite parenchymateuse.

C'est également dans ce cas que les malades accusent des pertes blanches abondantes.

Un symptôme qui se présente souvent à l'observation, c'est le prurit vulvaire, accru par la chaleur et exagéré par la menstruation. Ce symptôme est particulièrement fréquent chez les malades atteintes de diathèse herpétique.

Les troubles du système nerveux sont de règle.

Changements dans le caractère, tristesse, colère, impressionnabilité extrême, palpitations.

Citons encore l'anémie caractérisée par une faiblesse très-grande, une douleur continue entre les deux épaules, le bruit de souffle doux, au premier temps, à la base, s'irradiant dans les grands vaisseaux, aorte et carotides, la décoloration des muqueuses.

On observe aussi très-souvent de la céphalalgie en rapport soit avec l'état nerveux, soit avec l'anémie.

Enfin, un symptôme qui a bien son importance, car il doit frapper au premier abord un observateur attentif et le mettre immédiatement sur la trace de l'affection dont est atteinte la personne qui vient se confier à ses soins, c'est l'expression particulière du visage.

Cette expression, à laquelle les anciens gynécologistes ont donné le nom de *facies utérin*, est constituée par une coloration pâle, terreuse. Les yeux sont cernés.

Il est important de questionner les malades au point de vue de la diathèse qui, selon nous, joue un rôle si important dans la production de la métrite chronique, et presque toujours on trouve des manifestations, soit de la diathèse arthritique, douleurs rhumatoïdes, rhumatisme noueux, etc., soit de la diathèse herpétique, eczémas, lichens, psoriaris, herpès, intertrigo, pellicules dans les cheveux.

On observe encore des hémorrhoïdes, des varices pendant la grossesse, des manifestations de la scrofule, du lymphatisme, chez les malades atteintes de métrite parenchymateuse chronique.

Symptômes objectifs. — Au palper abdominal, dans le cas qui nous occupe, on trouve presque toujours le fond de l'utérus au-dessus des pubis. Il faut pour cela que cet organe soit atteint d'un développement considérable, car la pression exercée par la main sur l'abdomen repousse le corps de l'utérus en arrière et empêche de le saisir; il faut aussi que la malade ne possède pas des parois abdominales épaisses et grasses.

On pourrait bien arriver à sentir l'utérus en introduisant, comme le conseille Scanzoni, la sonde utérine jusqu'au fond, en prenant garde de conserver la position normale de la matrice et en abaissant ensuite le manche de l'instrument de façon que le fond de l'organe soit ramené en avant. Mais ce procédé ne nous sourit guère et nous préférons pratiquer le toucher vaginal combiné avec le toucher rectal et le palper hypogastrique.

Le toucher rectal permettra de reconnaître l'hypertro-phie de la face postérieure de l'utérus dans la portion où s'insère le placenta, particularité signalée par Aran.

On trouve, au moyen du toucher vaginal, les culs-de-sac libres, à moins que l'adéno-lymphangite péri-utérine soit venue compliquer la métrite parenchymateuse chroni-que.

Le toucher est généralement un peu douloureux, on constate une augmentation de volume du segment infé-rieur du corps de l'utérus et de la portion sus-vaginale du col.

Ce dernier est gros et dur, lorsque la métrite chronique est arrivée à la deuxième période, mais plutôt mou, lors-qu'elle est encore à la première. La base du col est presque toujours dure. Il peut affecter diverses formes ; tantôt il est court, gros, il présente un renversement des lèvres du museau de tanche en forme de bourrelet, ce que nous appel-lerons renversement en champignon. Son orifice est en-tr'ouvert, la pulpe du doigt s'y engage facilement.

Tantôt il y a allongement hypertrophique d'une des lèvres du col. C'est le col tapiroïde dont nous avons parlé précédemment.

Lorsque le col est ulcéré, la pulpe du doigt peut sentir facilement, surtout lorsque l'ulcération est de nature fon-gueuse, une surface donnant la sensation toute spéciale d'un tissu très-ramolli, dans lequel le doigt semble s'en-foncer.

Si l'on pratique le toucher debout, on sent, dans la majo-rité des cas, un certain degré d'abaissement qu'accompagne ordinairement une antéversion ou une rétroversion, beau-coup plus fréquemment le premier de ces deux déplace-ments.

Le spéculum confirme les renseignements fournis par le toucher.

On trouve le col gros, violacé, dans la première période de la métrite chronique. On peut même y observer de petites veines dilatées qui rampent sur sa surface. Dans la seconde période, il a l'aspect d'un corps dur; il est pâle, anémié et tellement gros que le spéculum l'embrasse à peine dans son ouverture. Il est même fréquent de voir certaines portions de sa surface plus pâles que le reste. Ce sont des parties plus anémiées dont l'état de sclérose est plus avancé.

La métrite chronique est souvent compliquée d'ulcérations du col ou de simples érosions.

Ces érosions siégent sur les lèvres du museau de tanche, souvent sur une seule. Dans ce cas, c'est généralement l'antérieure qui est atteinte. Nous avons dit précédemment comment ces érosions se produisent.

On aperçoit par l'orifice entr'ouvert du canal cervical la muqueuse rouge et se préparant à faire hernie pour constituer une ulcération.

Lorsqu'elle existe, celle-ci est généralement granuleuse, quelquefois fongueuse, avec des dispositions à saigner facilement.

La coloration est rouge violacé.

Avec un peu d'attention, on aperçoit nettement les ramifications de l'arbre de vie lorsque l'ulcération a acquis une certaine étendue.

Il s'écoule presque toujours un mucus plus ou moins purulent, suivant que l'endométrite, toujours liée en plus ou moins grande proportion à la métrite parenchymateuse chronique, est plus ou moins étendue.

Enfin, la sonde utérine donnera des indications précises sur les dimensions de la cavité utérine qui, à l'état normal, doit avoir de 6 centimètres à 6 centimètres et demi.

Il faut être très-prudent dans la façon de faire cette exploration. Ainsi, ne jamais la pratiquer que huit jours avant ou huit jours après l'époque de la menstruation et la bannir au moindre soupçon de grossesse.

Nous ne saurions trop recommander de faire pénétrer la sonde avec la plus grande douceur, sans force. Sans cela on s'exposerait à perforer les parois de l'utérus.

Dans la métrite compliquée de névralgie lombo-abdominale, l'introduction du spéculum est quelquefois très-douloureuse lorsque la névralgie est très-intense et qu'il se produit alors de l'hyperesthésie vulvaire. Il s'agit alors d'abaisser le plus possible la fourchette et de ne chercher à pénétrer que très-lentement en n'employant aucune force. Sans cela la malade se rebute et la crainte de la douleur rend désormais l'examen sinon impossible du moins très-difficile.

Il n'arrive pas toujours que le col se présente immédiatement à l'ouverture du spéculum. Il suffit souvent, dans ce cas, d'abaisser avec le doigt la valve inférieure de l'instrument et le col se dégage, car, en général, il est dirigé en bas par l'antéversion du corps de l'utérus. Mais, pour éviter tout tâtonnement, il est préférable avant d'introduire le spéculum de s'assurer avec le doigt de la position exacte du col. On arrive alors presque à coup sûr sur lui.

Scanzoni, dans son Traité de la métrite chronique, parle de ramener le col dans la direction de l'ouverture du spéculum au moyen d'une sonde recourbée à angle droit à 2 centimètres de son bouton; il parle même d'introduire la sonde dans le canal cervical avant d'appliquer le spéculum dans des cas où la déviation est plus grande.

Nous n'avons certainement pas l'expérience de cet habile

et savant professeur, mais nous avouons n'avoir jamais eu besoin de recourir à ce moyen.

Nous nous sommes contenté de faire l'exploration de la position du col avec le doigt.

Quand cela ne suffit pas et que le col ne se trouve pas immédiatement dans l'axe du spéculum, nous faisons tousser la malade, nous la prions de soulever le siége et de le laisser retomber. Ces petites manœuvres nous ont toujours réussi.

XI

DIAGNOSTIC

La métrite parenchymateuse chronique peut être confondue :

1° Avec la grossesse au début ;

2° Avec les corps fibreux ;

3° Avec les polypes ;

4° Avec une tumeur des ovaires ;

5° Avec le cancer quand il y a ulcération du col.

L'hypertrophie de l'utérus, résultant d'un arrêt dans le retour de cet organe à son volume primitif, pourrait être confondue avec une grossesse à son début.

Cette erreur sera évitée si l'on examine avec soin l'état général de la malade.

Si l'écoulement menstruel est supprimé, s'il survient

des nausées, des vomissements, si les seins deviennent plus gros, plus douloureux, s'entourent d'une aréole brune, si le col exempt d'ulcération donne la sensation d'un tissu ramolli au niveau du museau de tanche, il y a lieu de dia-gnostiquer une grossesse, surtout s'il se joint à ces signes précédents une coloration violacée des organes génitaux externes et du vagin.

Les corps fibreux qui pourraient faire croire à une hypertrophie de la matrice sont les corps fibreux intersti-tiels et les sous-muqueux. Quant aux corps fibreux sous-péritonéaux, ils donnent, quand on pratique le palper abdo-minal, la sensation de corps ronds ou bosselés qu'on sent facilement à travers les parois abdominales.

Les corps fibreux interstitiels sont beaucoup plus diffi-ciles à distinguer. Cependant, on pourra soupçonner leur existence, si l'augmentation de la matrice ne coïncide pas avec un accouchement récent et surtout si la malade est en proie à des hémorrhagies utérines abondantes.

La sonde utérine introduite dans la cavité de l'utérus donne d'ailleurs des notions précises sur l'existence d'un corps fibreux sous-muqueux.

On pourrait encore confondre l'hypertrophie de l'utérus avec les polypes développés dans la cavité utérine. Mais lorsque ceux-ci sont arrivés à un certain développement, outre les hémorrhagies qu'ils déterminent, absolument comme les corps fibreux sous-muqueux, ils dilatent le canal cervical et, si le doigt ne peut les atteindre, la sonde utérine dénote leur existence.

Scanzoni cite, parmi les maladies qui peuvent faire croire à une métrite parenchymateuse chronique, les tumeurs des ovaires lorsqu'elles sont solides.

Elles peuvent s'être développées derrière la matrice et comprimer la portion cervicale en avant : « On pourrait dit-il, songer à une rétroversion de la matrice hypertrophiée; cependant il faut se rappeler que, dans ce dernier cas, le sommet de la portion vaginale n'est pas dirigé en avant, mais directement en bas.

« La sonde utérine pénètre facilement jusqu'au fond utérin et en tournant la concavité de l'instrument en avant, lorsque la paroi abdominale est peu tendue, on trouve presque toujours, entre la main placée sur l'abdomen et la sonde utérine, le fond de l'utérus qui se relève en haut au moyen de l'instrument, tandis que la tumeur située derrière la matrice ne quitte pas sa place. Ces différents signes feront admettre positivement le diagnostic d'une tumeur qui n'a pas son siége dans la matrice. »

Mais, quand la tumeur ovarique se trouve placée entre la matrice et la vessie, il se produit, d'après le même auteur, une rétroversion et même souvent une rétroflexion que la sonde utérine révèle à l'explorateur.

Dans ce cas, outre la direction qu'il faut imprimer à la sonde pour pénétrer dans la cavité utérine, si, une fois qu'elle y est entrée, on veut ramener le fond de l'utérus en contact avec la paroi abdominale, on ne peut y parvenir.

Le cancer donne la sensation d'une masse bosselée, irrégulière, provoquant des hémorrhagies quelquefois abondantes.

Il se distingue surtout par son développement lent, par la cachexie qui s'accuse chez les malades, par un amaigrissement rapide, par la pâleur de la peau et la teinte jaune paille du visage, et par l'odeur infecte des pertes sanieuses ou ichoreuses qui tachent le linge, comme une eau roussâtre.

XII

MARCHE. — DURÉE. — TERMINAISON. — PRONOSTIC.

La marche de la métrite parenchymateuse chronique est très-lente.

Cette affection peut mettre des années à évoluer et ce n'est souvent que bien longtemps après son début que les malades, qui en sont atteintes, se décident, poussées par la trop grande souffrance, à avoir recours aux soins du médecin.

Aussi sa durée est-elle très-longue et même suivant certains auteurs indéfinie. Il ne faut pas cependant désespérer de la guérison quand la lésion n'a pas franchi la première période.

A ce moment, si l'on parvient à vaincre l'état congestif de l'organe. rien ne s'oppose à la guérison, et, si l'on n'est pa trop éloigné de l'époque à laquelle a eu lieu l'accouchement, on peut même espérer voir reprendre le travail de 'évolution rétrogade.

Lorsque la métrite parenchymateuse chronique est parvenue à la seconde période où le tissu presque en entier a subi une transformation fibreuse, il est permis de dire qu'on ne doit guère espérer qu'une amélioration de la maladie. On peut obtenir la guérison de l'endométrite lorsqu'elle accompagne la métrite parenchymateuse, on peut guérir les ulcérations du col, mais il reste toujours dans l'organe des lésions de texture qui l'exposent constam-

ment à des récidives sous l'influence d'une cause provoca-
trice quelconque : imprudence, excès de coït, grossesse,
écarts de régime.

Suivant M. Courty (1), « la principale cause anatomique
de cette rareté de guérison de la métrite chronique, est la
persistance de la dilatation vasculaire entretenue par une
trop longue congestion et par la perte de tonicité normale
des parois artérielles et veineuses qui en est la conséquence. »

La seule cause qui peut avoir une influence sur sa guérison paraît être, suivant Bennett (2), la ménopause. Voici
ce que dit ce savant gynécologiste, dans son ouvrage :

« L'atrophie de l'appareil utérin qui suit physiologi-
quement la ménopause exerce sur toute affection utérine,
alors existante, une influence aussi incontestable que
salutaire.

« Aussi, par le fait de cette influence et sans traitement,
beaucoup de femmes guérissent-elles, peu à peu, d'une inflammation utérine méconnue, et qui pendant de longues
années avait empoisonné leur existence.

« De là vient, je crois, l'opinion vulgaire que, si une femme
qui s'était jusque-là mal portée, traverse heureusement
cette période critique de la vie, elle peut se rétablir définitivement et jouir d'une excellente santé...

« L'utérus n'étant plus le siége de ces congestions périodi-
ques qui rendent la métrite si difficile et si lente à guérir,
la maladie s'use peu à peu d'elle-même, et la guérison est
ainsi naturellement obtenue. »

(1) Courty. Loc. cit.
(2) Traité des maladies de l'utérus, traduction de M. M. Peter.

XIII

TRAITEMENT.

Le traitement de la métrite parenchymateuse chronique avec hypertrophie de l'utérus réclame les soins les plus attentifs de la part des gynécologistes.

Comme pour toutes les affections de l'utérus, on a eu recours, pour obtenir sa guérison, à une quantité innombrable de moyens, et, comme dit M. Gallard dans sa leçon sur le traitement de la métrite chronique, publiée dans la Gazette des hôpitaux du 24 septembre 1878, « cette grande variété de la médication fait supposer immédiatement que si l'on s'est adressé à tant de moyens, c'est probablement parce qu'ils échouaient successivement.»

Nous sommes convaincu que si les traitements qu'on a employés contre la métrite parenchymateuse chronique n'ont pas donné de résultats satisfaisants, c'est qu'on s'est bien souvent contenté de s'adresser à l'état local, sans porter ses regards vers l'état général lésé, toujours et sur tant de points à la fois, dans l'affection qui nous occupe.

Nous ne parlerons pas de la guérison possible de la maladie arrivée à la deuxième période. Elle est impossible, si l'on entend par guérison le retour de l'organe à ses dimensions primitives, en un mot la guérison anatomo-pathologique.

On pourra obtenir une amélioration telle que la malade ne souffrira pas, qu'elle jouira d'une santé relativement bonne, tout en étant exposée à voir récidiver sa maladie sous l'influence de causes diverses.

Quant à la première période, si l'on peut parvenir à faire

Fauquez.   6

cesser l'état congestif de l'organe avant que la prolifération du tissu conjonctif ait tranformé les éléments du tissu utérin et créé, pour ainsi dire, un tissu nouveau, il sera permis d'espérer obtenir sinon une guérison parfaite, du moins une amélioration qui pourra passer pour telle.

La médication doit, nous l'avons déjà dit, être dirigée vers l'état local et vers l'état général.

Le premier soin du gynécologiste en présence d'une métrite parenchymateuse chronique succédant à un arrêt d'involution de l'utérus, surtout à la première période, c'est-à-dire à la période d'infiltration, doit être d'obtenir le dégorgement de l'organe.

Les moyens, encore actuellement en vigueur, sont les antiphlogistiques, sous forme de saignées locales faites sur le col :

Au moyen de sangsues dont l'emploi, d'après Becquerel, dans son Traité clinique des maladies de l'utérus, date de Zacutus Lusitanus, en 1652;

Au moyen de scarifications, procédé moins avantageux, d'après Scanzoni, quant à la quantité de sang enlevé à l'organe, mais préférable au point de vue de la mesure de cette quantité;

Sous forme de saignée générale, de cataplasmes, bains locaux.

Aran préconisait, à la seconde période, l'emploi de vésicatoires sur le col, laissés en place pendant vingt-quatre ou quarante-huit heures et qu'on renouvelait aussitôt que l'épithélium s'était reformé.

M. Courty recommande l'ignipuncture.

Les médicaments altérants n'ont pas donné de résultats bien satisfaisants.

Nous proposerons l'emploi des pansements glycérinés, tels que nous les pratiquons chaque jour, tant à la clinique

de M. Chéron que dans notre service de Saint-Lazare, et
dont l'efficacité nous est démontrée depuis longtemps par
des résultats qui ne permettent aucun doute.

M. le Dr Cheron a démontré, au moyen d'expériences
nombreuses et des plus rigoureuses, le pouvoir osmotique
considérable de la glycérine pure, c'est-à-dire marquant
30 degrés à l'aréomètre de Baumé.

L'expérience qu'il a exposée, l'année dernière, dans ses
leçons à l'Ecole pratique, consistait à introduire dans une
vessie surmontée d'un tube de verre, une certaine quantité
de glycérine et à placer cette vessie dans un vase contenant
de l'eau. Au bout de quelques instants, l'eau passait en si
grande abondance dans la vessie que le liquide s'écoulait
bientôt par l'extrémité supérieure du tube de verre.

Il a conseillé d'employer ce pouvoir osmotique de la glycérine au dégorgement de l'utérus dans les cas de congestion intense de cet organe.

Le pansement glycériné se fait de la façon suivante : un
tampon d'ouate est imbibé de glycérine pure rectifiée et
placé sur le col mis à découvert au moyen d'un spéculum.
Les malades le gardent environ de dix-huit à vingt-quatre
heures.

La glycérine exerce son pouvoir osmotique à travers les
parois du col de l'utérus et attire au dehors la partie liquide
contenue dans les vaisseaux utérins engorgés.

Sous l'influence de ce traitement, la décongestion est
rapide. Les malades perdent une sérosité transparente et
claire, en grande abondance, et le volume de l'organe diminue sensiblement au bout de quelques pansements.

Quand la métrite chronique a atteint la deuxième période où l'organe envahi par la prolifération du tissu conjonctif est réduit à l'état d'un véritable corps fibreux, les
pansements glycérinés sont un excellent moyen auquel il

faut joindre l'application des intermittences du courant continu sous l'influence desquels les éléments de l'utérus subissent une sorte de massage interstitiel. Le calibre des vaisseaux est rétréci sous l'influence de l'excitation de leurs fibres lisses, l'apport du liquide est moins grand et il s'ensuit une dénutrition qui favorise la diminution de volume de l'organe.

Dans les cas d'ulcération du col, il faut se borner aux pansements glycérinés qui, en décongestionnant l'organe, arrêtent la prolifération du tissu conjonctif sous-muqueux, et, par conséquent, suivant la théorie que nous avons émise sur leur formation, enrayent leur production.

Lorsque l'ulcération offre un aspect papillaire, bourgeonnant ; lorsque la muqueuse qui recouvre le museau de tanche autour de l'ulcération est rouge violacé, une saignée du col produit le meilleur effet.

Il suffit, dans ce cas, de faire avec un instrument piquant, une pointe de troqcart par exemple, un certain nombre de piqûres superficielles. Il se fait un léger écoulement de sang qui, reproduit pendant plusieurs jours de suite, apporte une prompte modification de l'ulcération.

Dans le cas où l'endométrite est venue compliquer la métrite parenchymateuse chronique et produit un catarrhe abondant, souvent purulent et quelquefois même une disposition aux hémorrhagies, telle que le col saigne au contact seul du spéculum, les injections intra-utérines d'acide picrique en solution aqueuse concentrée, étendue de moitié d'eau, nous a toujours donné des résultats rapides et heureux. Les injections intra-utérines qui ont ému beaucoup de gynécologistes et desquelles on a dit tant de mal, sont sans inconvénient lorsqu'elles sont faites avec prudence, c'est-à-dire, pendant la quinzaine qui commence huit jours après et finit huit jours avant les règles, et surtout avec la solution aqueuse d'acide picrique dont M. le Dr Chéron a reconnu le pouvoir anti-inflammatoire et la propriété de coaguler les matières protéiques contenues dans le sang et la lymphe, propriétés dont il a donné connaissance au Congrès de Bruxelles en 1876.

Contre les flueurs blanches, il faut donner des injections astringentes. Celles à qui nous donnons la préférence sont les injections d'eau de goudron tiède faites deux fois par jour, ou le coaltar saponiné de Lebœuf. Nous ne parlerons pas des cautérisations au nitrate d'argent, faites, soit avec le crayon, soit avec une solution forte à 50 pour 100, dont les résultats sont selon nous insuffisants.

Beaucoup de gynécologistes emploient le perchlorure de fer, le tannin, assez fréquemment l'acide chromique, le cautère actuel, qu'on applique au moyen d'un fer rougi au feu ou du galvano-cautère ou du thermo-cautère du Dr Paquelin.

Il faut avoir soin, lorsqu'on veut employer le cautère, de mettre le col à découvert avec un spéculum en bois ou en ivoire, corps mauvais conducteurs, afin d'éviter la propagation de la chaleur du fer aux parois du vagin, ce qui aurait pour inconvénient de brûler vivement la malade. Aussitôt la cautérisation faite, il faut avoir soin de pratiquer d'abondants lavages sur le col avec de l'eau froide.

Contre les douleurs névralgiques qui accompagnent la métrite parenchymateuse chronique, nous emploierons les frictions sur la région de la moelle qui est atteinte, région lombaire et région sacrée.

Ces frictions se composent d'un mélange d'éther, chloroforme, alcool camphré.

Alcoolat de Fioravanti. Eau de Cologne.

Baume tranquille.

Les applications de teinture d'iode pure ou laudanisée.

Et si la pression sur la colonne vertébrale au niveau d'émergence des nerfs est très-douloureuse, si on trouve des signes d'irritation spinale, nous n'hésiterons pas à appliquer des pointes de feu, soit avec un fer rouge, soit avec le thermo-cautère, sur la portion de la moelle atteinte ou de petits vésicatoires sur les points douloureux. Car il faut combattre à tout prix les symptômes d'irritation du côté de la moelle. L'emploi de ces moyens aura pour suprême avantage de permettre aux centres d'innervation vaso-motrice de reprendre leur tonicité perdue; l'irritation, produite par la névralgie, venant à cesser, et la moelle cessant d'être irritée, le dégorgement des vaisseaux se faisant, d'autre part, la congestion, condition première de l'évolution de l'arrêt d'involution et de la métrite, devra promptement disparaître.

Nous conseillerons l'hydrothérapie chez les femmes nerveuses et anémiques, concurremment avec l'emploi du fer et du quinquina.

Contre les troubles digestifs, des amers, des eaux de Vichy et, comme amer et tonique de premier ordre, l'acide picrique en solution aqueuse d'après la formule de M. Chéron, à prendre par verres à bordeaux avant chaque repas.

La constipation, qui est une complication fréquente, doit être l'objet de l'attention du médecin, car elle favorise on ne peut mieux la persistance de la congestion.

On arrivera à la combattre au moyen de purgatifs légers répétés de temps en temps; eau de Pulna, eau de Birmenstorff, d'Hunyadi-Janos, magnésie calcinée, au moyen du séné, de la rubarbe, du podophyllin associé à l'extrait de jusquiame. Les phénomènes nerveux, changement de caractère, tristesse, colère seront combattus par la distraction, l'hydrothérapie et les préparations d'acide valérianique.

Contre la céphalalgie, le bromure de potassium, le sulfate de quinine.

La diathèse herpétique sera traitée par les arsenicaux, l'arthritisme par les eaux de Vichy, bicarbonate de soude.

La scrofule par les eaux sulfureuses, l'huile de foie de morue, etc.

Obs. IV (personnelle). — Hypertrophie et engorgement utérins consécutifs à l'arrêt d'involution de l'utérus après l'accouchement et l'avortement.

Madame P..., âgée de 41 ans, sans profession, se présente à la clinique de M. le Dr Chéron le 27 avril 1878.

Réglée à 14 ans, régulièrement de tout temps, pendant trois jours par mois, avec une légère avance de deux à trois jours.

Elle a eu neuf enfants, une fausse couche et trois enfants ensuite. Le dernier enfant est né il y a huit ans.

Femme très-active et ayant à s'occuper de ses nombreux enfants et de son ménage, elle n'a pris que le temps strictement nécessaire pour se reposer après chaque accouchement. De plus, ses grossesses ont été très-nombreuses et très-rapprochées.

Aujourd'hui elle se présente avec des douleurs dans la région lombaire, s'irradiant dans le bas-ventre, les hypocondres et le devant des cuisses. Douleurs dont elle souffre depuis bien des années et surtout depuis son dernier enfant. Ces douleurs sont devenues intolérables.

Elle ne peut marcher ni se tenir debout et semble devoir s'évanouir si elle persiste à rester dans la station verticale.

Pesanteur très-pénible dans le bas-ventre depuis son dernier enfant. Cette sensation augmente tous les jours.

Mauvais sommeil, mauvaises digestions, gonflements d'estomac après les repas et chaleurs au visage.

Constipation opiniâtre depuis de nombreuses années.

Hémorrhoïdes qui sont quelquefois fluentes et qui sont l'indice d'une vive congestion rectale. Pas de pertes blanches.

Au toucher, on trouve un col très-gros et dur, les culs-de-sac libres, l'utérus lourd à remuer, une petite masse dure, à l'union du corps et du col à droite, très-sensible au toucher. L'utérus est abaissé sans antéversion.

Au spéculum, le col est [congestionné, énorme, sans ulcération, présentant quelques ecchymoses.

L'isthme est infranchissable. On trouve des points apophysaires douloureux dans les régions lombaire et sacrée.

Le traitement consiste en frictions au moyen d'un liniment laudanisé sur la région lombaire ; pilules de podophyllin contre la constipation, amers.

Pansements glycérinés appliqués sur le col trois fois par semaine.

Ce traitement continué avec persistance apporte une amélioration très sensible, et le 18 octobre, moins de deux mois après la première visite de la malade, on note : estomac en bien meilleur état, plus de constipation, névralgie lombo-abdominale très-améliorée ; meilleur état des forces de la malade.

Col toujours un peu gros, moins ecchymosé.

Le 27 décembre, la malade se plaignant de faiblesse et de bourdonnements d'oreilles, on fait l'analyse du sang au moyen de l'hématimètre de MM. Hayem et Nachet et cette analyse donne le chiffre de 4,991,000 globules, très peu éloigné, il est vrai, du chiffre normal.

On ordonne : fer dyalisé Bravais.

En janvier, l'amélioration s'est énormément accentuée.

Il n'y a presque plus de douleurs de reins ; la malade marche facilement ; le col est beaucoup moins gros, les ecchymoses sont en grande partie disparues.

La malade constate depuis quelque temps une diminution considérable du volume du ventre.

Depuis cette époque, elle ne vient plus qu'à intervalles éloignés, afin de faire constater le maintien de son état satisfaisant.

Obs. V (personnelle). — Métrite parenchymateuse chronique à la première période, compliquée d'endométrite, avec ulcération du col, consécutive à l'arrêt d'involution de l'utérus après l'accouchement.

Madame M..., âgée de 35, sans profession, se présente à la clinique de M. le Dr Chéron le 15 juillet 1878.

Réglée à 15 ans, toujours très-irrégulièrement.

Depuis quelques mois, les règles viennent tous les quinze jours et ont une durée tantôt courte, tantôt longue.

Elle a eu un enfant il y a trois mois. L'accouchement a été facile. Après un repos au lit de huit jours à peine, elle s'est levée, est sortie et s'est remise au travail journalier que nécessitent les soins du ménage.

Peu sujette aux pertes blanches, violentes douleurs de reins qui ont débuté après son accouchement et ont augmenté d'intensité de jour en jour. Névralgie lombo-abdominale s'irradiant dans l'abdomen. Points apophysaires douloureux à la fin de la région dorsale et à la région lombaire, Phénomènes dyspeptiques.

Douleurs de tête fréquentes, battements de cœur, étouffements.

La malade tousse beaucoup, transpire la nuit, a beaucoup maigri depuis quelque temps et cependant l'auscultation du poumon ne révèle rien ; quelques douleurs rhumatismales.

Diathèse herpétique.

Au toucher, on trouve les culs-de-sac libres, l'utérus mobile, mais lourd à remuer ; il est abaissé et en antéversion. Le col est à deux doigts de la vulve et frotte sur le plancher vaginal. On sent l'augmentation de volume de l'utérus dont le fond dépasse les pubis.

Au spéculum, on constate une ulcération siégeant sur les deux lèvres du museau de tanche dont l'antérieure est renversée en forme de corne. Le col a une coloration ardoisée, saigne au moindre contact du spéculum et a l'aspect infiltré de la première période de la métrite chronique.

L'isthme est largement ouvert ; la sonde pénètre dans la cavité utérine à 88 millimètres.

Le palper abdominal révèle l'existence de la névralgie lombo-abdominale par la douleur que cause le pincement de la peau de l'abdomen. Points des grandes lèvres.

Le traitement est dirigé contre la constipation et les phénomènes dyspeptiques ; comme traitement local, les pansements glycérinés sont employés.

Trois mois après, l'amélioration est notable du côté de l'appareil digestif; l'ulcération est en pleine voie de réparation ; mais il se déclare de temps en temps des hémorrhagies qui durent plusieurs jours et qui, fréquemment répétées, affaiblissent beaucoup la malade. Continuation des pansements glycérinés.

Cette tendance aux hémorrhagies se prolonge jusqu'au mois de janvier. L'ulcération se répare, mais le col est toujours gros et hémorrhagique. La lèvre postérieure du col est tuméfiée.

Le 6 janvier on pratique la première injection intra-utérine d'acide picrique en solution aqueuse.

Cette injection arrête l'hémorrhagie qui ne reparaît que le 22 et encore cette perte coïncide avec l'époque des règles. L'état général est satisfaisant.

Le 27 janvier, une petite perte reparaît, mais s'arrête presque immédiatement.

Une seconde injection arrête encore l'hémorrhagie qui n'a plus reparu depuis.

Continuation des pansements glycérinés.

Le 4 avril, l'ulcération est complétement réparée; c'est à peine s'il reste un peu de rougeur autour de l'orifice du canal cervical.

Le col est énormément diminué de volume, a une coloration presque normale; l'état général est très-bon. La malade ne se plaint que de quelques douleurs gastralgiques combattues par le mélange des sirops d'éther, morphine et térébenthine.

Depuis elle n'est pas revenue, ce qui est une preuve de l'état satisfaisant dans lequel elle se trouve.

OBS. VI (personnelle). — Hypertrophie et engorgement utérins consécutifs à l'arrêt d'involution de l'utérus après l'accouchement et l'avortement.

Madame B..., blanchisseuse, âgée de 48 ans, se présente à la clinique de M. le Dr Chéron le 4 octobre 1878.

Réglée à 14 ans, toujours très-régulièrement.

Ménopause il y a un an.

Elle a eu quatre enfants et quatre fausses couches. Les couches ont été toutes faciles. Cette femme, très-active, et ayant un état très-fatigant, l'obligeant à rester constamment debout, n'a pris que le repos strictement indispensable après chaque accouchement.

Elle est restée à peine alitée six jours. A la suite des fausses couches, elle n'a pris aucune précaution et s'est remise chaque fois au travail sans aucun ménagement.

Depuis longtemps elle souffre dans le bas-ventre. Elle y éprouve des sensations de chaleurs brûlantes.

Elle n'a ni constipation, ni pertes blanches abondantes; quelquefois des douleurs de reins (névralgie lombo-abdominale).

Elle souffre surtout en voiture, le moindre cahot lui est excessivement pénible à supporter.

Bon appétit, bonnes digestions.

Elle a eu autrefois des varices aux mollets. Ces varices se sont ulcé-
rées.

Sujette quelquefois à des douleurs rhumatismales.

Au toucher, on trouve les culs-de-sacs libres, un utérus peu mobile
et dont la face postérieure principalement est augmentée de volume.
Antéversion sans grand abaissement.

Col gros et dur.

On ne sent pas l'utérus au-dessus des pubis.

Le spéculum offre à constater un col très-gros, d'une teinte ardoisée.

Le méat du canal cervical est largement béant et laisse apercevoir
la muqueuse du canal rouge.

La sonde utérine passe facilement et pénètre à 8 centimètres et
demi. Les organes externes sont violacés; ils ont l'aspect que donne
une congestion poussée à l'extrême.

Comme traitement, on ordonne des frictions contre la névralgie
lombo-abdominale.

Bromure de potassium, 2 grammes par jour. Bains sulfureux et des
pansements glycérinés qui sont effectués trois fois par semaine.

Ces pansements font perdre une grande quantité d'eau à la malade
et dès le 14 octobre la rougeur du col et des organes externes est moins
intense.

Le 18 elle n'éprouve plus de sensation de brûlure dans le bas-
ventre.

Les douleurs de reins présentent une grande intensité et on a recours
aux pointes de feu appliquées sur la région dorso-lombo-sacrée au
moyen du cautère Paquelin.

Le 4 novembre. Amélioration très-sensible dans la névralgie lombo-
abdominale.

Le col est moins gros, la couleur redevient à peu près normale.
L'orifice du canal cervical est complètement décoloré.

Malgré quelques poussées de congestion, dues à ce que la malade
se livre toujours à ses travaux pénibles du blanchissage, l'amélioration s'accentue de jour en jour. Le traitement reste le même. Pansement glycériné. Pointes de feu.

En janvier, il survient de vives démangeaisons à la vulve, contre
lesquelles on ordonne des lotions avec de la liqueur de Van Swieten
(4 à 6 cuillerées dans un litre d'eau) qui calment complètement les
démangeaisons au bout de trois ou quatre applications.

En mars. Après quelques séances d'irrigations continues de 20 à 25 minutes de durée, la décongestion du col s'accentue davantage, l'utérus a considérablement diminué de volume, les doùleurs dans les reins et dans le ventre ont disparu et la malade se trouve très-bien. Elle travaille sans fatigue et n'a plus besoin que de venir de temps en temps afin de surveiller l'état du col.

Obs. VII (personnelle). — Métrite parenchymateuse chronique avec ulcé-ration du col, consécutive à l'arrêt d'involution de l'utérus après l'accou-chement.

Mme M..... âgée de 40 ans sans profession, se présente à la clinique de M. le Dr Chéron le 8 novembre 1878.

Réglée à 14 ans toujours très-régulièrement et peu abondamment.

Elle a eu trois enfants, dont le dernier il y a cinq ans. Ses couches ont été faciles. Après le dernier accouchement, elle s'est levée au bout de 9 jours et a repris ses occupations habituelles, ménage, courses, etc., elle n'a pris en un mot aucune précaution. Toujours sujette aux pertes blanches.

Névralgie lombo-abdominale représentée par des douleurs violentes dans les reins, s'irradiant dans l'abdomen et sur le devant des cuisses, de temps en temps la malade est atteinte d'un violent point de côté, à gauche, qui lui cause d'atroces douleurs. Constipation opiniâtre, Règles très-douloureuses. Assez bon appétit, mais digestions diffi-ciles, rougeurs au visage, chaleurs après les repas. Maux de tête très-fréquents. Pas de douleurs rhumatismales.

Diathèse herpétique manifestée par des démangeaisons et des pelli-cules dans la tête. Eruption de petits boutons avec démangeaisons sur les épaules, les bras et dans le dos

Au toucher, on trouve un abaissement considérable de l'utérus. Les culs-de sacs sont occupés par une masse qui n'est autre que l'utérus augmenté de volume.

Le col porté en arrière par l'antéversion est gros et appuyé sur le plancher vaginal.

Au spéculum on constate que le col est gros et très-rouge.

Il est le siège d'une large ulcération qui recouvre les deux lèvres du museau de tanche renversées en forme de bourrelet et sur lesquels s'étale la muqueuse herniée du canal cervical.

L'isthme est largement ouvert et la sonde utérine pénètre à 8 centimètres dans la cavité augmentée de volume.

Le traitement consiste en frictions sur la région des reins contre la névralgie.

Bromure de potassium 2 gr. par jour contre les troubles de l'estomac et les maux de tête. — Médicaments contre la constipation et pansements glycérinés appliqués sur le col. Dès les premiers jours la malade n'a plus de constipation. Les règles arrivent au moment voulu sans douleur et il ne lui reste plus que ses douleurs de reins et dans le ventre.

13 décembre. On note une amélioration dans l'ulcération.

10 janvier. La malade se plaint d'avoir eu d'abondantes pertes blanches contre lesquelles on ordonne des injections d'eau de Goudron tiède.

A la fin de janvier, époque des règles, l'écoulement a été très-long et très-abondant (12 jours). — Il y a moins de douleurs de reins et moins de pertes blanches.

L'état de l'ulcération s'améliore toujours sous l'influence des pansements. Le col est moins gros et revient peu à peu à la coloration normale.

12 mars. La malade se présente à la consultation. Elle n'est pas venue depuis un mois et a eu, dit-elle, depuis sa dernière visite, des pertes qui ne l'ont pas quittée.

L'époque des règles approche.

Aussitôt après elle prendra une potion avec

Ergotine   2 gr.

Extrait de Belladone   0, 10 cent.

Julep. gommeux   120 gr.

de 4 à 6 cuillerées à café par jour.

Le 26. On commence l'application des intermittences du courant continu, pôle positif sur le col, négatif sur l'abdomen. Depuis ces applications qui sont répétées 2 fois par semaine, les pertes n'ont pas reparu ; les règles sont redevenues normales et en ce moment la malade est dans l'état suivant :

Ulcération en grande partie réparée ; col presque normal, l'utérus très-diminué de volume, encore quelques douleurs de névralgie lombo-abdominale, surtout lorsqu'il fait froid et humide. Plus de constipation.

Obs. VIII (personnelle). — Métrite parenchymateuse chronique hypertrophique compliquée d'endométrite, avec ulcération du col consécutive à l'arrêt d'involution de l'utérus après l'accouchement.

Mme Ch..... agée de 33 ans, institutrice, se présente à la clinique de M. le Dr Chéron, le 18 décembre 1878.

Réglée à 14 ans, très-régulièrement tous les 27 ou 28 jours.

Elle n'a jamais eu de fausses couches.

Elle a eu 4 enfants dont le plus jeune a 6 ans.

Après chaque accouchement, elle a toujours pris très-peu de repos ; elle restait de huit à neuf jours couchée puis se levait, reprenait ses travaux habituels, souvent très-pénibles. Après le dernier enfant surtout, elle n'a pris aucun ménagement. Toujours sujette aux pertes blanches. Depuis un an elles sont purulentes ; il y a même un peu de sang. Les règles n'en sont pas moins régulières.

Depuis son dernier accouchement, c'est-à-dire, depuis six ans, elle souffre de douleurs de reins très-vives qui s'irradient dans le ventre, surtout du côté droit, et sur le devant des cuisses. Elle a aussi depuis cette époque une sensation continuelle de pesanteur dans le bassin.

Peu d'appétit, digestions difficiles. Constipation très-opiniâtre et constante.

Sujette aux névralgies faciales.

Diathèse herpétique.

La malade est d'une constitution faible, sa santé s'est troublée sérieusement depuis un an.

Il y a 15 jours, en dehors des règles est survenue une hémorrhagie qui a duré quinze jours (métrorrhagie).

Au toucher, on trouve l'utérus complètement abaissé. Le col est appuyé sur le plancher vaginal, à droite. Il est assez immobile.

La lèvre antérieure est surtout hypertophiée ; elle a la forme d'une corne. Le col est gros et dur à la base.

Les culs-de-sacs sont libres ; on sent, en enfonçant le doigt profondément dans le cul-de-sac postérieur, la face postérieure de l'utérus considérablement augmentée de volume, la pression au-dessus des pubis est très-douloureuse.

Au spéculum, col gros, très-hypertrophié en longueur, portant une ulcération très-large, de nature papillo-folliculaire.

La Métrite est compliquée d'endométrite, caractérisée par les pertes purulentes mélées de sang et par la tendance aux métrorrhagies; la sonde passe largement à travers l'isthme et pénétre dans la cavité utérine à 10 centimètres. Le col a pour sa part cinq centimètres.

Pour traitement on donne à la malade. — Protochlorure de fer. — Bromure de potassium. Frictions sur la région dorso-lombaire. Des pansements glycérinés sont appliqués sur le col deux fois par semaine. Au bout de cinq semaines environ, le 27 janvier, la malade qui avait ressenti une amélioration sensible dans les douleurs névralgiques, est reprise, sous l'influence du froid et de la neige, de douleurs très-violentes dans les cuisses, le bas-ventre et les genoux ; tout le département du plexus lombaire est atteint.

La semaine suivante, toutes ces complications s'étaient effacées et il ne restait à la malade que quelques légères douleurs de reins, l'ulcération était en bonne voie de guérison.

Pour donner un peu plus de vitalité à l'organe et activer la guérison on commence le 15 mars l'application de courants continus sur le col concurremment avec les pansements glycérinés.

Leur effet ne tarde pas à se faire sentir, et à l'heure qu'il est, les pertes purulentes ont disparu pour faire place à des pertes blanches peu abondantes; l'ulcération est en grande partie réparée et la sonde utérine ne pénètre plus qu'à 8 centimètres.

Obs. IX (personnelle). — Métrite parenchymateuse chronique, consécutive à l'arrêt d'involution de l'utérus après l'accouchement et l'avortement.

Madame M..... âgée de 24 ans, employée de commmerce, se présente à la clinique de M. L. Dr Chéron le 12 février 1879.

Réglée à 15 et demi, toujours très régulièrement, jusqu'à après une fausse couche qu'elle a faite il y a deux ans.

Deux enfants dont le dernier il y a trois ans.

Le premier accouchement a été très douloureux, le deuxième très-facile.

Elle a fait une fausse couche de six mois, il y a deux ans. La perte qui l'a accompagnée a été faible. Après cette fausse couche la malade qui

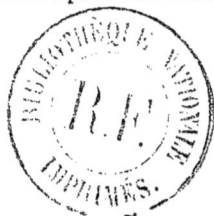

avait asssz bien pris soin de sa santé à la suite des accouchements, n'a pris aucune précaution, ni aucun repos.

Pendant six mois, ses règles ont été irrégulières (doublées), la régularité s'est rétablie ensuite et existe encore aujourd'hui.

Pas sujette aux pertes blanches, elle les a vues devenir très abondantes depuis environ 3 mois. Peu de douleurs de reins, mais douleurs très-vives dans le bas-ventre, s'irradiant jusque sur le devant des cuisses, surtout du côté gauche.

Marche très pénible. Station debout horriblement douloureuse. Bon appétit, bonnes digestions, tendance à la constipation.

Jamais de maux de tête.

Hémorrhoïdes et tendance au développement des varices pendant les grossesses.

Diathèse herpétique.

Léger souffle anémique.

Au toucher, on trouve les culs-de-sac obstrués par un développement considérable de l'utérus qui est lourd à remuer.

L'organe utérin est en antéversion et abaissé.

Le fond de l'utérus dépasse sensiblement le pubis.

Le palper permet de constater des points apophysaires douloureux de la région lombo-sacrée, un point abdominal et un point ovarique à gauche.

Au spéculum, on voit le col allongé, tout à fait tombé sur le plancher vaginal.

Il est énorme et présente la coloration violacée de la métrite chronique à la première période. Il n'y a pas d'ulcération, mais le renversement des lèvres du museau de tanche montre un liséré rouge formé par la muqueuse intra cervicale qui commence à faire hernie au dehors.

Isthme infranchissable.

Comme traitement on ordonne :

Les frictions sur la région lombo-sacrée.

Contre les pertes blanches des injections d'eau de goudron tiède et des pansements glycérinés sur le col.

Vin de quinquina. Eau de Vichy.

Sous l'influence de la perte considérable d'eau que ces pansements provoquent, l'amélioration ne se fait pas attendre, le col se décolore, l'organe diminue de poids et la malade éprouve un soulagement très-grand. Elle peut marcher sans trop de fatigue et n'éprouve plus cette difficulté énorme à rester debout.

Le 2 février, pour activer la décongestion du col, on commence des applications d'intermittences du courant continu, le pôle positif en contact avec le col dans le cul-de-sac postérieur et le pôle négatif sur l'abdomen.

Ces applications, d'une durée de 10 minutes, à raison de 60 intermittences par minute, avec quelques secondes de repos de temps en temps, sont répétées trois fois par semaine, concurremment avec les pansements glycérinés et donnent un résultat des plus satisfaisants. En deux mois la diminution de l'organe s'est sensiblement accentuée. Marche facile, plus de pesanteur dans le bas-ventre. Le col est presque revenu à l'état normal.

Obs. X (personnelle). — Métrite parenchymateuse chronique avec hypertrophie de l'utérus, consécutive à l'arrêt d'involution utérine après l'accouchement et l'avortement.

Madame L..... âgée de 43 ans, blanchisseuse, se présente à la clinique de M. le Dr Chéron le 26 février 1879.

Réglée à 14 ans, toujours très régulièrement étant jeune fille et après son mariage. Elle a vu ses règles devenir très-abondantes depuis 1870, il y a même eu, il y a quelques mois, une tendance à l'apparition d'un écoulement sanguin dans l'intervalle des règles.

L'écoulement des régles s'accompagne quelquefois de l'expulsion de gros caillots.

Depuis la même époque elle a d'abondantes pertes blanches.

Douleurs de reins très vives s'irradiant dans le ventre et surtout sur le devant des cuisse, douleurs très-pénibles en voiture.

Marche difficile, station debout impossible.

Battements de cœur, principalement après les règles.

Maux de tête rares.

Pellicules dans les cheveux.

Petits boutons avec démangeaisons sur les épaules et les bras et aux parties génitales au moment des époques.

Assez bon appétit, bonnes digestions, tendance à une très-grande constipation que la malade combat au moyen d'émollients et de rafraîchissants.

Fauquez.   7

Le toucher permet de constater que les culs-de-sac sont libres ;
l'utérus mobile, lourd, ayant sa face postérieure très-augmentée de
volume.

Le col situé en haut et en avant est dur à la base et douloureux, il
est très-gros et mollasse au niveau de l'orifice du canal cervical.

Au spéculum, on aperçoit le col sans ulcération, très-gros et rouge
violacé, particulièrement sur la lèvre inférieure où se trouvent quelques pustules d'acné.

L'utérus est très-large, très-dilaté, la sonde pénètre très-facilement
et s'enfonce de 8 centimètres 1/2.

Le palper abdominal est peu douloureux et permet de sentir sur le
côté droit de l'abdomen un petit noyau dur, trace d'une ancienne
périmétrite.

Le traitement consiste en frictions sur la région des reins, injections
d'eau de goudron contre les pertes blanches, pansements glycérinés.

Amélioration sensible en quelques semaines ; diminution de volume
du col ; la malade se sent beaucoup moins de douleurs de reins ; elle
dit qu'elle marche plus facilement, sent moins de pesanteur dans le
bassin.

La sonde utérine pénètre encore à 8 centimètres, les règles se régu-
larisent et deviennent moins abondantes depuis l'emploi, concurremment avec les pansements glycérinés, des intermittences du courant
continu. Pôle positif sur le col, négatif sur le ventre.

Obs. XI (personnelle). — Métrite parenchymateuse chronique, avec ulcération du col, consécutive à l'arrêt de l'involution utérine après l'accouchement.

Madame G..., âgée de 23 ans, sans profession. se présente à la clinique de M. le Dr Chéron le 7 mars 1879.

La malade réglée à 15 ans l'a toujours été irrégulièrement. Elle a
tantôt des avances, tantôt des retards. Les pertes sont abondantes et
de longue durée (huit jours environ).

Elle a eu deux enfants : un il y a quatre ans environ, le second il y
a deux ans et demi. Jamais de fausses couches.

La première couche fut douloureuse et longue ; la dernière a été
facile ; aussi n'est-elle restée couchée que six jours, à la suite desquels
elle s'est levée et a repris les travaux que nécessitent les soins du mé-

nage. La reprise du coït a été aussi prématurée : quinze jours environ après l'accouchement.

Autrefois elle avait très-peu de pertes blanches ; elles sont devenues abondantes depuis un mois environ.

Douleurs de reins s'irradiant dans le ventre et sur le devant des cuisses, manifestations de la névralgie lombo-abdominale.

Pas d'appétit; digestions difficiles; gonflements d'estomac, chaleurs au visage, envies de dormir après les repas.

Constipation très-opiniâtre. Coryzas fréquents occasionnant souvent un peu de surdité.

Etant enfant, elle a du reste été sourde pendant quelques années. Elle n'a recouvré l'ouïe qu'à la puberté.

Bourdonnements d'oreilles, douleurs entre les deux épaules, souffle anémique assez accentué, pas d'herpétisme ni d'arthritisme.

Au toucher, on trouve l'utérus en antéversion prononcée, le col gros et dur est porté en arrière, porté à gauche à deux doigts de l'orifice vulvaire, frottant sur le plancher vaginal. Les culs-de-sac latéraux sont sensibles sans cependant présenter d'engorgement.

L'utérus, franchement abaissé, est mobile, quoique lourd à remuer. On sent nettement la face postérieure hypertrophiée. Le fond dépasse les pubis.

Le spéculum offre à constater un col très-gros, violacé et une ulcération siégeant sur les deux lèvres du museau de tanche, renversées en forme de champignon, et sur lesquelles s'étale la muqueuse herniée du canal cervical.

La sonde utérine ne franchirait l'isthme qu'avec difficulté, aussi se contente-t-on de la situation du fond de l'utérus pour diagnostiquer une hypertrophie de l'organe.

La malade n'a paru que deux fois à la clinique depuis sa première visite.

Son traitement, qui consistait en frictions sur les reins, amers, pilules contre la constipation, injections d'eau de goudron, vin de quinquina et pansements glycérinés, a eu pour résultat de diminuer les douleurs de la névralgie lombo-abdominale et surtout d'enrayer la constipation.

Obs. XII (personnelle). — Métrite parenchymateuse chronique à la première période, avec hypertrophie de l'utérus, consécutive à l'arrêt d'involution utérine après l'accouchement.

Madame D..., âgée de 42 ans, ouvrière, se présente à la clinique de M. le Dr Chéron le 14 mars 1879.

Réglée à 14 ans, toujours très-régulièrement et normalement pendant trois à quatre jours. Elle a eu un enfant il y a deux ans et demi.

L'accouchement a été très-long, très-laborieux et a causé à la malade de très-vives souffrances.

L'enfant est resté dix-huit heures à franchir la distance qui sépare le détroit supérieur de la vulve. La délivrance n'a été obtenue qu'au moyen du forceps. Il y a eu rupture du périnée qui n'a pas intéressé le sphincter de l'anus.

Malgré des suites de couches très-douloureuses, elle n'est restée que trois semaines au lit, s'est levée aussitôt passé ce délai et s'est remise à travailler.

Autrefois elle avait des pertes blanches abondantes qui ont disparu depuis son accouchement.

Violentes douleurs dans les reins s'irradiant dans l'abdomen et sur le devant des cuisses.

Marche difficile. Station debout très-pénible. La malade éprouve une sensation de pesanteur énorme dans le bassin.

Appétit médiocre, gonflements d'estomac, rougeurs, chaleurs au visage après les repas.

Constipation opiniâtre, selles douloureuses provoquant un écoulement de sang par le rectum.

Douleurs articulaires après son accouchement.

Pellicules abondantes dans les cheveux.

Au toucher, on trouve les culs-de-sac libres, l'utérus très-peu mobile, en antéversion avec abaissement assez considérable pour que le col soit à deux doigts de la vulve. Ce dernier est gros et dur à la base.

On sent en pénétrant profondément dans le cul-de-sac postérieur l'augmentation de volume de l'utérus.

Au spéculum, on constate que le col est gros, atteint d'une congestion très-intense ; il est rouge violacé.

La sonde utérine dénote une augmentation de volume de la cavité utérine qui mesure 83 millimètres.

Au palper abdominal, l'utérus dépasse les pubis de]trois travers de doigt.

Traitement. — Frictions contre la névralgie [lombo-abdominale ; amers ; médicaments contre la constipation ; pansements glycérinés.

Sous l'influence de ce traitement, l'état général s'améliore et à l'heure qu'il est la malade a beaucoup moins de pesanteur dans le bassin. Elle marche sans fatigue et on peut constater, par le palper abdominal, la diminution de volume de l'utérus, ainsi que le retour progressif de la coloration normale.

OBS. XIII (personnelle). — Métrite parenchymateuse chronique avec ulcération du col, consécutive à l'arrêt d'involution de l'utérus après l'accou] chement et l'avortement.

Madame V..., âgée de 36 ans, sans profession, se présente à la clinique de M. le Dʳ Chéron le 31 mars 1879.

Elle a été réglée à l'âge de 15 ans. Ses règles ont toujours été régulières ; l'écoulement, de quantité normale, dure de six à huit jours.

Elle a eu six enfants, dont le dernier a un an.

Tous ses accouchements ont été naturels, mais longs et douloureux.

Les deux premiers [enfants sont venus au monde, l'un à 7 mois, l'autre à 8. Ils n'ont vécu ni l'un ni l'autre.

La malade n'est jamais restée plus de trois ou quatre jours couchée après chaque accouchement. Au bout de ce délai, elle a repris ses occupations habituelles, soins du ménage assez pénibles.

Les rapports sexuels ont été repris après quinze jours à trois semaines au plus. Pertes blanches abondantes depuis deux ans.

Douleurs de reins s'irradiant dans le ventre sans grande intensité.

Marche pénible. Station verticale difficile.

Maux de tête fréquents.

Assez bon appétit, mais digestions difficiles ; gonflements d'estomac ; rougeurs, chaleurs au visage ; envies de dormir après les repas.

Pellicules dans les cheveux. Boutons avec démangeaisons sur les épaules et les bras. Envies fréquentes d'uriner. Urines rouges assez fréquemment. Miction douloureuse.

Au toucher, qui est peu douloureux, on constate que les culs-de-sac sont libres, l'utérus mobile, mais lourd à remuer. Le col gros et dur à la base.

On sent l'augmentation de volume du corps de l'utérus qui est abaissé et en antéversion, de sorte que le col frotte sur le plancher vaginal.

Le spéculum offre à considérer une ulcération de la largeur d'une pièce de 2 francs, siégeant sur les deux lèvres du museau de tanche, renversées en forme de bourrelet et dont la muqueuse est herniée et ulcérée.

Le col est gros et violacé. *Période d'infiltration.*

Le traitement consiste en injections d'eau de goudron tiède, faites matin et soir dans le but de combattre les pertes blanches. Bromure de potassium, 2 gr. Emulsion de graines de chanvre contre les troubles urinaires. Enfin, pansements glycérinés pour modifier l'état congestif du col de l'utérus.

Il y a peu de temps que la malade suit le traitement; les pansements glycérinés n'ont pas encore eu le temps de beaucoup agir. Cependant on peut constater déjà une diminution sensible dans les douleurs névralgiques, la tendance au retour à la coloration normale du col et moins de pesanteur dans le bassin.

Obs. XIV (personnelle). — Métrite parenchymateuse chronique avec hypertrophie et ulcération du col, consécutive à l'arrêt d'involution de l'utérus après l'accouchement et l'avortement.

Mᵐᵉ Z...., âgée de 32 ans, sans profession, se présente à la clinique du Dr Chéron le 9 avril 1879.

Réglée à 16 ans, toujours très-irrégulièrement, avec des retards.

Elle a eu deux enfants, le premier en 1873, le second en mai de l'année dernière.

Elle a eu deux fausses couches, l'une entre les deux enfants, l'autre depuis la naissance du second. Elles ont été de deux mois environ chaque.

Les couches ont été faciles quoique un peu longues.

Chaque fois, la malade est restée couchée pendant neuf jours seulement, s'est levée le dixième et a recommencé à marcher, à aller et venir s'occupant des soins du ménage. Elle a repris les rapports sexuels 15 jours ou trois semaines au plus après l'accouchement.

Après les fausses couches elle n'a pris aucun repos.

Très-sujette aux pertes blanches.

Douleurs de reins très-vives, s'irradiant jusqu'au coccyx (névralgie lombo-sacrée).

Bon appétit, mais gonflement d'estomac, rougeurs, chaleurs au visage après les repas. Selles régulières.

Fréquentes douleurs névralgiques dans la tête, pellicules dans les cheveux, petits boutons avec démangeaisons sur les épaules et les bras.

Marche assez facile, mais station debout des plus pénibles. Sensation de pesanteur dans le bassin.

Un peu d'essoufflement et quelques battements de cœur en montant l'escalier.

Douleur constante entre les deux épaules, léger souffle anémique.

Au toucher, on trouve les culs-de-sac libres, l'utérus mobile mais lourd à remuer.

Le col mou, largement ouvert, porté en arrière par l'antéversion de l'utérus, dur à la base.

L'utérus est en antéversion avec abaissement très-prononcé, le col frotte sur le plancher vaginal.

Le spéculum offre à constater un col gros, violacé, présentant sur les deux lèvres du museau de tanche, renversées en bourrelet, une ulcération formée par la muqueuse herniée du canal cervical.

Le fond de l'utérus dépasse les pubis de deux travers de doigt environ.

La sonde passe largement et pénètre dans la cavité utérine à 8 centimètres.

Il existe un point névralgique à la base de la grande lèvre droite.

Traitement. — Frictions sur la région dorso-lombo-sacrée.

Bicarbonate de soude.

Fer dialysé Bravais.

Pansements glycérinés répétés deux fois par semaine.

Les modifications apportées jusqu'à ce jour, tant dans l'état général que dans l'état local, ne sont pas encore assez accentuées pour qu'il soit permis de conclure sur l'efficacité du traitement, l'ulcération est cependant très-favorablement modifiée et les douleurs de reins sont bien moins violentes.

Obs. XV (personnelle). — Métrite parenchymateuse chronique avec ulcération du col, compliquée d'endométrite, consécutive à l'arrêt d'involution utérine après l'accouchement et l'avortement.

La nommée Sch... (Elisa), passementière, agée de 20 ans, entre à l'hospice Saint-Lazare le 18 novembre 1878, salle n° 8, lit 12. service de M. le Dʳ Chéron.

Réglée à 13 ans, toujours très-régulièrement et normalement pendant quatre à cinq jours.

Elle a fait une fausse couche de sept mois à la fin de l'année 1874 ; a eu un enfant à la fin de 1875 ; l'accouchement a été long et douloureux, on a dû recourir à l'application du forceps. Une hémorrhagie consécutive a été arrêtée au bout de quatre heures au moyen de l'ergot de seigle. Cette perte avait beaucoup affaibli la malade qui a été très-longtemps avant de recouvrer ses forces.

Malgré cette faiblesse, elle s'est levée le neuvième jour, s'est remise à marcher, a repris son travail et s'est livrée au coït très-peu de jours après.

De tout temps, elle a eu des pertes blanches abondantes.

Elle a été atteinte en 1871 d'un rhumatisme articulaire aigu qui a duré neuf mois.

Battements de cœur en montant l'escalier.

A son entrée à Saint-Lazare, elle souffre de douleurs de reins s'irradiant jusque dans l'abdomen.

La marche et la station debout ne sont pas trop pénibles.

Bon appétit et assez bonnes digestions. Selles régulières. Depuis son entrée elle a des pertes sanguines presque continuelles, entremêlées de pertes purulentes.

Au toucher, on trouve l'utérus abaissé et en légère antéversion. Il est mobile, mais lourd à remuer. Le col est dur à la base, et très-gros ; le doigt avec lequel on pratique le toucher vaginal a la sensation d'une masse fongueuse à l'orifice du canal cervical et d'un bourrelet formé par le renversemen des lèvres du col. Ce dernier est en arrière et frotte sur le plancher vaginal.

Au speculum on constate une ulcération siégeant sur les lèvres du museau de tanche et ayant un aspect fongueux.

Le col est très-gros, rouge violacé, il a l'aspect de la métrite chronique à la période d'infiltration.

L'ulcération est de la largeur d'une pièce de cinq francs. On y voit nettement les ramifications de l'arbre de vie résultant du renversement en dehors du canal cervical.

L'augmentation, facile à constater, du volume de l'utérus qui dépasse les pubis, le passage facile de la sonde qui franchit aisément l'orifice interne du canal cervical et pénètre dans la cavité utérine à 88 millimètres, les pertes purulentes et sanguines presque continues, la facilité avec laquelle le col saigne au moindre contact du spéculum dénotent l'existence d'une endométrite compliquant la métrite parenchymateuse. Utilisant les propriétés anti-inflammatoires de l'acide picrique, son pouvoir modificateur des plaies, résultant de la propriété qu'il possède de coaguler les substances protéiques du sang et de la lymphe, nous instituons comme traitement :

Les injections intra-utérines d'une solution aqueuse d'acide picrique à 15 pour 1000, suivies du pansement glycériné décongestionnant.

Ces injections faites avec précautions, suspendues huit jours avant et huit jours après les règles ne causent pas la moindre douleur à la malade qui se remet au lit pendant quelques heures après cette petite opération.

Avec des frictions sur les reins contre la névralgie lombo-abdominale, ce traitement amène une modification relativement prompte.

Depuis longtemps les pertes purulentes et sanguines ont disparu ; la matrice a diminué de volume.

L'énorme ulcération qui envahissait le col est en grande partie réparée, elle mesure à peine la largeur d'une pièce de 50 centimes, et sous peu, la malade pourra être renvoyée de l'hospice, guérie de son ulcération et considérablement améliorée quant à son hypertrophie de l'utérus.

Obs. XVI (personnelle). Métrite parenchymateuse chronique avec ulcération du col, consécutive à l'arrêt d'involution de l'utérus.

La nommée F... (Joséphine), âgée de 28 ans, entre à l'hospice Saint-Lazare le 19 février 1879, salle n° 4, lit 1, service de M. le Dr Chéron.

Réglée à 15 ans, toujours très-régulièrement, plutôt avec une légère avance. Règles normales de quatre à cinq jours de durée.

Jamais de fausses couches.

Elle a eu deux enfants; le premier, il y a dix ans; le second, il y a six ans.

Ses deux accouchements ont été faciles et naturels, sans suites fâcheuses.

Après le second accouchement, elle est restée au lit seulement cinq à six jours, est sortie au bout du dixième et a repris immédiatement les travaux pénibles des champs.

Elle est déjà venue une première fois à Saint-Lazare, en 1875, pour une légère ulcération du col, guérie au bout de quinze jours.

Sujette à d'abondantes pertes depuis son dernier accouchement.

Douleurs de reins très-vives, s'irradiant sur les côtés de l'abdomen.

Marche et station debout pas trop pénibles.

Bon appétit, digestions un peu difficiles, gonflements d'estomac, rougeurs et chaleurs au visage après les repas.

Selles régulières.

Pellicules abondantes dans les cheveux.

Maux de tête fréquents.

Au toucher, on trouve les culs-de-sac libres, non douloureux. En pénétrant profondément dans le cul-de-sac postérieur, on constate une augmentation de volume de la face postérieure de l'utérus.

Le palper abdominal révèle l'existence de points douloureux de la névralgie lombo-abdominale, mais ne permet pas de sentir le fond de l'utérus au-dessus des pubis.

Le col est gros, dur à la base.

L'utérus en antéversion avec abaissement.

Le spéculum introduit sans douleur offre à considérer une ulcération de la largeur d'une pièce de 1 franc, siégeant sur les deux lèvres du museau de tanche et sur laquelle on aperçoit, en regardant avec attention, les colonnes de l'arbre de vie, ce qui résulte du renversement au dehors de la muqueuse du canal cervical.

L'isthme est largement ouvert et la sonde pénètre dans la cavité utérine à la profondeur de 8 centimètres.

Col gros et violacé, ayant l'aspect de la métrite chronique à la première période.

Points apophysaires douloureux de la douzième dorsale à la troisième lombaire.

Deux jours après son entrée à Saint-Lazare elle a eu ses règles, qui coïncidaient bien avec l'époque à laquelle elle les attendait. Quatre à cinq jours après leur terminaison elles ont reparu, mais sous forme d'écoulement d'un sang noir mêlé de caillots.

Une injection intra-utérine d'acide picrique en solution aqueuse ayant été faite, amène la sortie d'une assez grande quantité de sang noirâtre qui séjournait dans la cavité augmentée de volume de l'utérus.

Aspiration de ce liquide avec la seringue qui sert à faire les injections intra-utérines.

Depuis ce moment, aux pansements glycérinés appliqués sur le col sont ajoutées les injections intra-utérines, faites tous les deux jours et suspendues, bien entendu, huit jours avant et huit jours après les règles.

Application de teinture d'iode sur les reins.

Ce traitement, suivi régulièrement, modifie promptement l'ulcération, amène une diminution de volume du col et de la cavité utérine, et la malade sort guérie de son ulcération le 6 avril.

OBS. XVII (personnelle). — Hypertrophie sus-vaginale, consécutive à l'arrêt d'involution de l'utérus.

La nommée C... (Hélène), âgée de 19 ans, entre à l'hospice Saint-Lazare le 24 février 1879, salle 9, lit n° 15, service de M. le Dʳ Chéron.

Réglée à 14 ans, très-irrégulièrement, tantôt avec des retards, tantôt avec des avances, pendant trois ou quatre jours et très-peu abondamment.

Jamais elle n'a eu de fausses couches.

Elle a eu un enfant il y a dix mois. L'accouchement naturel, par le siége, a été long et douloureux. Après cet accouchement, elle n'est restée couchée que neuf jours, puis s'est levée le dixième, est sortie et a repris ses occupations habituelles, soin du ménage, travail, etc. Cinq jours après, c'est-à-dire le quinzième jour après l'accouchement, elle a recommencé à se livrer au coït, comme auparavant. Depuis son accouchement la régularité s'est établie dans ses règles. Elle a des pertes abondantes de dix jours de durée.

Douleurs de reins très-violentes, sans irradiations dans l'abdomen.

Très-peu de pertes blanches.

Bon appétit, bonnes digestions. Constipation opiniâtre habituelle.

Battements de cœur en montant l'escalier. Décoloration des muqueuses. Souffle anémique.

Aucune diathèse.

Au toucher, on trouve les culs-de-sac libres, l'utérus mobile, mais lourd à remuer. On sent très-bien, en enfonçant son doigt profondément dans le cul-de-sac antérieur, le corps de l'utérus hypertrophié. Col gros, dur à la base.

Antéversion prononcée avec abaissement. Le col frotte sur le plancher vaginal.

Le palper abdominal permet de sentir le fond de l'utérus qui dépasse les pubis de 2 centimètres environ.

Au spéculum, on constate une ulcération siégeant sur les deux lèvres du museau de tanche, renversées en forme de bourrelet.

La muqueuse du canal cervical fait hernie à l'extérieur.

Le col est gros et violacé, tirant sur la coloration ardoisée.

La sonde passe largement à travers l'isthme et pénètre dans la cavité utérine, seulement à 7 centimètres et 8 millimètres.

Le traitement consiste en applications de teinture d'iode sur la région dorso-lombo-sacrée et en pansements glycérinés.

Amers. — Vin de quinquina.

Au bout de quelques jours, la névralgie lombo-abdominale cède et la décongestion du col est manifeste. Mais il se produit une tendance à de petites hémorrhagies.

Chaque fois qu'on applique le spéculum, il s'écoule un peu de sang.

Le 5 mars, on commence les injections intra-utérines d'acide picrique, en solution aqueuse, huit jours après la terminaison des règles; le liquide pénètre dans l'utérus et en ressort aussitôt. Après avoir exprimé l'acide picrique qui baigne le col au moyen d'un petit tampon de charpie, on place le pansement glycériné.

Cette petite opération, répétée deux fois par semaine, ne tarde pas àproduire une amélioration notable.

Il se fait une prompte modification de l'ulcération, la tendance aux hémorrhagies est enrayée et la malade est sur le point de sortir complétement guérie.

Obs. XVIII (personnelle). — Hypertrophie sus-vaginale, consécutive à l'arrêt d'involution de l'utérus.

La nommée G..., âgée de 19 ans, entre à l'hôpital Saint-Lazare le 24 février 1879, salle n° 7, lit 3, service de M. le Dr Chéron.

Réglée à 14 ans et demi, toujours régulièrement pendant deux jours et très-peu abondamment ; l'écoulement se compose d'un sang très-peu coloré.

Elle n'a jamais eu de fausse couche. Elle a eu un enfant il y a deux ans. L'accouchement, fait à l'hôpital Necker, a été naturel, facile, sans suites fâcheuses.

Après un séjour au lit de neuf jours, elle est sortie, le dixième, et s'est immédiatement remise à pratiquer le coït, le jour même.

Trois jours après, elle revenait à l'hôpital Necker, atteinte d'une péritonite généralisée, pour laquelle elle est restée six semaines malade. Elle est sortie guérie.

Quelques jours à peine après cette sortie de l'hôpital, elle se livrait de nouveau au coït.

Peu sujette aux pertes blanches.

Peu de douleurs de reins, sans irradiations dans l'abdomen. Bon appétit; bonnes digestions. Battements de cœur en montant l'escalier.

Décoloration des muqueuses gingivales et palpébrales. Souffle anémique.

Constipation opiniâtre. Pas de diathèse.

Au toucher, on sent les culs-de-sac libres, l'utérus mobile quoique lourd à remuer. Il y a dans le cul-de-sac postérieur un petit ganglion lymphatique légèrement augmenté de volume.

La face postérieure de l'utérus est très-augmentée de volume. Le col est gros, dur à la base. L'utérus est en antéversion avec abaissement. Le col frotte sur le plancher vaginal.

Le spéculum, douloureux à introduire à cause d'un peu d'hyperesthésie vulvaire, permet de constater une ulcération siégeant surtout sur la lèvre antérieure du museau de tanche. Cette lèvre est un peu hypertrophiée en longueur. Bourrelet de renversement de la muqueuse du canal cervical. Col gros, rouge violacé. Catarrhe abondant.

La névralgie lombo-abdominale est traitée par les frictions et les applications de teinture d'iode et l'ulcération au moyen de pansements glycérinés répétés deux fois par semaine.

Au bout de trois semaines, l'ulcération se modifie d'une façon sensible. On peut saisir, en observant avec soin, de petits îlots d'épithélium qui se forment peu à peu sur la surface ulcérée.

La malade sort enfin, le 27 mars, complétement guérie de son ulcération et avec une diminution notable du volume du col et du corps de l'utérus.

Obs. XIX (personnelle). — Métrite parenchymateuse chronique avec ulcération du col, consécutive à l'arrêt d'involution de l'utérus après l'accouchement.

La nommée V... (Catherine), âgée de 20 ans, entre à l'hospice Saint-Lazare le 27 février 1879, salle 5, lit n° 19.

Réglée à 13 ans et demi, toujours très-régulièrement et normalement.

Elle a eu trois enfants, le dernier il y a six semaines. Toutes ses couches ont été bonnes.

Après le dernier accouchement, elle s'est levée au bout de neuf jours et a repris ses occupations habituelles. Le quinzième jour elle a recommencé à pratiquer le coït comme par le passé.

Pertes blanches abondantes, surtout à l'approche des époques.

Douleurs de reins s'irradiant dans le ventre et sur le devant des cuisses. Sensation de pesanteur dans le bassin.

Marche pénible; station debout très-douloureuse. Appétit médiocre; digestions un peu difficiles. Selles régulières.

Battements de cœur et essoufflements en montant l'escalier.

Décoloration prononcée des muqueuses. Souffle anémique. Diathèse herpétique manifestée par des pellicules abondantes dans les cheveux, boutons avec démangeaisons sur les épaules et les bras et aux parties génitales après les époques.

Maux d'yeux étant enfant; engorgements ganglionnaires fréquents.

Au toucher, on trouve l'utérus mobile quoique lourd à remuer, les culs-de-sac libres, non douloureux. L'utérus est en antéversion avec abaissement.

Le col en arrière et très-près de la vulve frotte sur le plancher vaginal. Augmentation du corps de l'utérus qu'on sent au-dessus du pubis.

Le spéculum montre un col gros, rouge violacé, portant une ulcération d'un rouge vif, d'aspect fongueux, siégeant particulièrement sur la lèvre antérieure du museau de tanche, dont les lèvres sont renversées en forme de bourrelet et sur laquelle on voit nettement la hernie formée par la muqueuse du canal cervical rejetée au dehors par la prolifération du tissu conjonctif sous-muqueux.

L'isthme est largement ouvert et la sonde utérine pénètre à 8 centimètres et demi.

Le traitement consiste en pansements glycérinés appliqués tous les deux jours; amers; vin de quinquina; injections d'eau de goudron.

Pour modifier l'état de la muqueuse du canal cervical, qui paraît rouge et d'où s'écoule un mucus abondant qui semble vouloir devenir purulent, on pratique des injections intra-utérines qui, commencées le 29 mars, amènent une modification favorable et prompte. A partir de ce moment, l'ulcération se répare de jour en jour. Elle se recouvre insensiblement de petits îlots d'épithélium nouveau qui finissent par recouvrir toute la surface ulcérée. Le col est revenu à sa couleur normale; l'organe est moins lourd, moins hypertrophié, et la malade sort le 29 avril très-améliorée sous ce rapport et complétement guérie de l'ulcération pour laquelle elle était entrée à Saint-Lazare.

Obs. XX (personnelle). — Métrite parenchymateuse chronique avec ulcération du col, consécutive à l'arrêt d'involution de l'utérus après l'accouchement.

La nommée D..., âgée de 32 ans, entre à l'hospice Saint-Lazare le 4 mars 1879, salle 6, lit n° 4, service de M. le Dr Chéron.

Réglée à 14 ans, toujours régulièrement et normalement avec une légère avance de deux à trois jours.

Jamais de fausses couches.

Trois enfants, le dernier il y a neuf ans.

Après ce dernier accouchement, levée au bout de dix jours, elle a repris immédiatement ses occupations ordinaires du ménage, assez pénibles, la malade ayant deux enfants à soigner.

Après les couches précédentes, comme après celle-ci, elle n'a pris qu'un repos insuffisant et s'est livrée au coït presque aussitôt.

Elle est déjà venue trois fois à Saint-Lazare pour une ulcération du col. C'est la même raison qui l'y amène aujourd'hui.

Douleurs de reins assez vives, pas de douleurs dans l'abdomen, mais sensation de pesanteur très-pénible dans le bassin ; malgré cela marche pas trop pénible.

Bon appétit, bonnes digestions, pas de constipation.

Diathèse strumeuse caractérisée par des maux d'yeux et des gourmes étant enfant, par de fréquents engorgements ganglionnaires.

Au toucher, l'utérus est très-bas et en antéversion.

Le col frotte sur le plancher vaginal. On sent nettement une augmentation de volume du corps de l'utérus.

Culs-de-sac libres.

Utérus mobile mais lourd à remuer, dépassant les pubis.

Le spéculum montre une ulcération s'étendant principalement sur la lèvre postérieure du museau de tanche dont les lèvres sont renversées en forme de champignon et sur lesquelles s'étale la muqueuse du canal cervical herniée.

La sonde passe largement et pénètre dans la cavité utérine à 8 centimètres 1/2.

Le traitement consiste en applications de teinture d'iode, tous les deux jours, sur la région des reins et en pansements glycérinés répétés deux fois par semaine et appliqués sur le col.

Ce traitement amène au bout de quelques semaines une amélioration des maux de reins et la diminution de volume de l'utérus en même temps que la guérison complète de l'ulcération.

Quand la malade quitte l'hospice complétement guérie de son ulcération la cavité utérine ne mesure plus que 78 millimètres.

Sortie le 5 mai.

Obs. XXI (personnelle). — Métrite parenchymateuse chronique avec ulcération du col, consécutive à l'arrêt d'involution utérine après l'accouchement.

La nommée G... (Lucie-Antoinette), âgée de 17 ans, entre à l'hospice Saint-Lazare, le 13 mars 1879, salle 10, lit n° 17, service de M. le Dr Chéron.

Réglée à 12 ans, toujours régulièrement jusqu'à sa grossesse et normalement, pendant quatre à cinq jours.

Jamais de fausse couche.

Un enfant il y a un an ; l'accouchement naturel a été facile et peu douloureux.

Restée au lit pendant dix jours, elle s'est levée au bout de ce laps de temps, est sortie et a repris ses occupations habituelles et son métier fatigant de blanchisseuse. Cinq jours après, c'est-à-dire le quinzième, elle se livrait au coït comme avant.

Après son accouchement qui a eu lieu au mois de mai 1878, jusqu'au mois de décembre suivant, époque à laquelle elle est sortie de Saint-Lazare où elle était depuis le mois de juillet, ses règles n'ont pas reparu. Immédiatement après sa sortie de l'hospice elles sont revenues et ont continué depuis à être régulières.

Très-peu de pertes blanches, douleurs dans les reins s'irradiant dans l'abdomen.

Marche pénible amenant vite la fatigue. Station debout encore plus douloureuse. Sensation de pesanteur dans le bas-ventre.

Bon appétit et bonnes digestions. Constipation habituelle. Très-nerveuse et impressionnable, ayant fréquemment des crises hystéri-formes.

Douleurs névralgiques dans la tête.

Etant enfant, elle a eu des gourmes, des maux d'yeux.

Coryzas fréquents.

Engorgements ganglionnaires nombreux.

Léger souffle anémique. Au toucher on trouve une antéversion avec abaissement de l'utérus.

Le col renversé en arrière, gros et dur à la base, frotte sur le plancher vaginal.

Il y a un peu d'engorgement lymphatique dans le cul-de-sac postérieur, mais qui n'empêche pas de constater l'augmentation de volume de l'utérus, qu'on sent un peu au-dessus des pubis et qui est lourd à remuer.

Le spéculum montre une ulcération de la largeur d'une pièce de un franc et le renversement en bourrelet des lèvres du museau de tanche, sur lesquelles s'étale la muqueuse herniée du canal cervical.

On voit nettement les ramifications de l'arbre de vie.

Le col est gros et rouge violacé, il offre l'aspect de la métrite chronique à la période d'infiltration.

Léger catarrhe utérin.

La sonde utérine un peu arrêtée à l'orifice du canal cervical passe

Fauquez.   8

largement à travers l'isthme et pénètre dans la cavité à 79 millimètres.

Le traitement consiste en frictions et plus tard applications de teinture d'iode sur les reins et en pansements glycérinés répétés deux fois par semaine.

Bromure de potassium en potion.

Sirops d'éther et de morphine pour combattre des crampes d'estomac qui surviennent quelquefois.

Au bout de quelques semaines, les douleurs de reins s'apaisent, le col est moins gros, moins rouge, il semble revenir à la coloration normale; l'ulcération se modifie sensiblement, mais il reste toujours du catarrhe utérin qui tend à devenir purulent.

Commencement des injections intra-utérines qui donnent en peu de jours un résultat favorable.

L'ulcération est bornée maintenant au pourtour de l'orifice du canal cervical et ne demande plus que quelques jours pour que la guérison soit complète. Très-prochainement la malade sortira n'ayant plus que l'hypertrophie de son utérus déjà sensiblement réduite, puisqu'à l'heure qu'il est la sonde utérine ne pénètre qu'à 7 centimètres et demi.

Obs. XXII (personnelle). — Hypertrophie sus-vaginale, consécutive à l'arrêt d'involution de l'utérus.

La nommée M... (Thérèse), mécanicienne, âgée de 30 ans, entre à l'hospice Saint-Lazare le 22 mars 1879, salle 6, lit n° 5, service de M. le Dr Chéron.

Réglée à 15 ans, toujours très-régulièrement, peu abondamment, pendant cinq jours environ.

Jamais de fausses couches; un enfant il y a quatorze ans. Son accouchement a été naturel et facile. Les suites immédiates ont été excellents. Au bout de huit jours à peine, elle s'est levée, s'est remise à faire son ménage, à sortir. Elle a repris ses travaux habituels assez fatigants. Quelques jours après, elle reprenait ses rapports avec son amant.

Depuis cette époque, elle a toujours eu des douleurs de reins, sourdes la plupart du temps, mais présentant souvent des poussées d'acuité très-grandes. A ce moment, elles s'irradient dans le ventre.

Elle a toujours éprouvé, depuis cette reprise prématurée de la fatigue et du coït, des sensations de pesanteur très-grande dans le bassin. Depuis quelques années surtout, la marche est très-pénible, la station debout ne la fatigue pas trop.

Bon appétit, bonnes digestions, selles régulières.

Bonne constitution. Pas de diathèse.

Le toucher permet de constater une antéversion très-accusée et un abaissement notable. Le col, à deux doigts de la vulve, est gros, dur à la base, renversé en arrière et frottant sur le plancher vaginal.

Les culs-de-sac sont libres; l'utérus est mobile, mais très-lourd.

On sent manifestement une augmentation notable du volume de l'organe qu'il est impossible de saisir au-dessus du pubis.

Au spéculum on voit une ulcération d'une assez grande étendue, mais sans épaisseur, siégeant sur les deux lèvres du museau de tanche renversées en champignon.

Le col est gros et violacé, portant sur la portion de sa surface qui n'est pas ulcérée quelques ecchymoses. La sonde utérine passe largement à travers l'isthme et pénètre dans la cavité utérine à 8 centimètres et demi.

Le traitement consiste en frictions avec du baume tranquille, puis, plus tard, en applications de teinture d'iode sur la colonne vertébrale pour combattre les manifestations de la névralgie lombo-abdominale; en pansements glycérinés sur le col répétés à chaque visite, c'est-à-dire deux fois par semaine.

Le 10 avril l'ulcération était sensiblement modifiée. Le col était moins gros et moins rouge.

Le 25. L'amélioration a fait des progrès; la cavité utérine ne mesure plus que 8 centimètres.

Comme un écoulement assez abondant et épais, de couleur blanc jaunâtre, semble indiquer l'existence d'un peu d'endométrite, on ajoute au traitement les injections intra-utérines de la solution aqueuse d'acide picrique.

L'état du col est excellent.

Le 8 mai la malade quitte le service, parfaitement guérie de son ulcération, avec un utérus moins lourd, moins volumineux, ne mesurant plus que 7 centimètres et demi et un col de coloration normale.

Obs. XXIII (personnelle). — Métrite parenchymateuse chronique avec ulcération du col, consécutive à l'arrêt d'involution de l'utérus après l'accouchement et l'avortement.

La nommée C... (Marie), âgée de 25 ans, entre à l'hospice Saint-
Lazare, le 27 mars 1879, salle 4, n° 13, service de M. le Dr Chéron.

La malade a été réglée à 14 ans ; les règles ont été régulières et normales jusqu'à l'année dernière.

Un enfant il y a huit ans, un autre il y a six ans. Ces deux accouchements ont été faciles, naturels et sans suites fâcheuses immédiates.

A chaque fois la malade a pris très-peu de repos et s'est livrée au
coït aussitôt levée.

Il y a quatre ans, à la suite d'une frayeur, elle a fait une fausse
couche de 6 mois. Le fœtus a vécu environ une heure.

Après cet accident heureusement terminé, elle s'est levée le cinquième jour, s'est remise à marcher et a pratiqué immédiatement le
coït comme si de rien n'était.

Depuis l'année dernière, les règles sont devenues très-irrégulières
l'écoulement est presque nul. Depuis ce moment, elle a eu de fréquents
crachements de sang.

Pertes blanches habituellement. Peu d'appétit, digestions difficiles,
rougeurs et chaleurs au visage après les repas.

Toux violente et très-sèche. Sommets très-douteux. Extinction de
voix paraissant tenir à de la phthisie laryngée.

Vomissements fréquents après les repas, à la suite d'efforts de toux.

Constipation opiniâtre. Douleurs de reins s'irradiant dans l'abdomen. Maux de tête fréquents.

Sensation de pesanteur dans le bassin.

Marche pénible et fatigante. Station debout facile.

Diathèse strumeuse.

Le toucher permet de constater une légère antéversion avec abaissement assez accentué. Le col est à trois doigt de la vulve, il est gros e^t
dur à la base. Les culs-de-sac sont libres, l'utérus est mobile et lourd
à remuer. On perçoit nettement une augmentation notable de son volume, particulièrement de la face postérieure.

Le fond dépasse les pubis, il est difficile de mesurer exactement de
combien parce que la pression le fait fuir sous les doigts.

Au spéculum, on trouve un col dur, gros, violacé, ayant l'aspect de la métrite chronique à la première période, et une ulcération siégeant au pourtour de l'orifice du canal cervical dont la muqueuse fait hernie et s'étale sur les lèvres du museau de tanche renversées en bourrelet.

La sonde utérine passe largement et pénètre à 8 centimètres.

Le traitement consiste en purgatifs légers, fréquemment répétés, pour combattre la constipation.

Limonade sulfurique.

Vin de quinquina.

Frictions sur la région dorso-lombaire contre les douleurs névralgiques.

Pansements glycérinés répétés tous les trois jours.

Malgré le peu de santé de la malade, l'ulcération se répare assez promtement, la cavité utérine ainsi que le corps diminuent de volume, la coloration du col est moins foncée.

Elle quitte l'hospice le 29 avril avec son ulcération complétement réparée et une cavité utérine ne mesurant plus que 7 centimètres 1/2.

OBS. XXIV (personnelle). — Hypertrophie sus-vaginale, consécutive à l'arrêt d'involution de l'utérus après l'accouchement. — Hypertrophie concentrique.

La nommée W... (Louise), âgée de 16 ans, mécanicienne, entre à l'hospice Saint-Lazare le 31 mars 1879, salle 8, lit n° 4, service de M. le Dr Chéron.

Réglée à 13 ans, toujours régulièrement et normalement.

Jamais de fausse couche.

Un enfant il y a un an. Accouchement naturel facile, sans grandes douleurs. Au bout de sept jours elle s'est levée et a repris les occupations habituelles que nécessitent les soins du ménage, courses, travail fatigant. Elle s'est surmenée, attendu qu'elle avait, en outre, à s'occuper de son enfant et de son père avec lequel elle vit seule.

Quelques jours plus tard elle recommençait à se livrer au coït.

Pertes blanches abondantes.

Douleurs de reins, dues à de la névralgie lombo-abdominale, s'irradiant jusque dans l'abdomen, point douloureux au niveau des articulations sacro-vertébrale et sacro-iliaque, sensation de pesanteur dans le bassin.

Bon appétit, bonnes digestions, selles régulières.

Marche facile, mais station debout très-pénible.

Pas de maux de tête.

Pas de battements de cœur.

Bonne constitution, pas de diathèse.

Au toucher, on trouve l'utérus en rétroversion et très-abaissé. Le col est à deux doigts de la vulve. Il est gros et dur à la base.

L'utérus est mobile, mais lourd à remuer, les culs-de-sac son libres.

On constate une augmentation notable du volume de l'organe, particulièrement de la face postérieure.

L'examen au spéculum offre à considérer un col rouge violacé, d'aspect turgide, présentant une ulcération fongueuse de la largeur d'une pièce de deux francs et saignant très-facilement au contact du spéculum.

La sonde passe largement à travers l'isthme et pénètre seulement à 7 centimètres dans la cavité utérine.

Le traitement consiste en applications de teinture d'iode sur la région lombo-sacrée, applications qui, répétées tous les deux jours, ont amené un soulagement dans la névralgie lombo-abdominale, et en pansements glycérinés sur le col, renouvelés deux fois par semaine.

La constipation est combattue par des purgatifs légers. Peu à peu les symptômes se sont amendés ; la sensation de pesanteur dans le bassin a diminué. Le col est moins gros et sa turgidité a presque disparu. L'ulcération est en pleine voie de guérison.

Obs. XXV (personnelle). — Métrite parenchymateuse chronique avec ulcération du col, consécutive à l'arrêt d'involution de l'utérus après l'avortement et l'accouchement.

La nommée D... (Mathilde), fille en maison, âgée de 20 ans, entre à l'hospice Saint-Lazare le 4 avril 1879, salle 3, lit n° 1, service de M. le Dr Chéron.

Réglée à 12 ans, toujours très-régulièrement et normalement pendant trois ou quatre jours, chaque fois. Un enfant, il y a trois ans, en 1876.

Deux fausses couches depuis, une de quatre mois en 1877, une de trois mois en 1878.

L'accouchement, il y a trois ans, a été naturel, facile, pas trop douloureux.

Au bout de neuf jours, elle est retournée à sa maison où elle s'est reposée pendant cinq semaines. A partir de ce moment, elle s'est remise au coït, sans ménagements.

La première fausse couche a été faite à Saint-Lazare, où elle était depuis un mois environ, pour une ulcération du col. La perte qui accompagnait la fausse couche a été très-peu abondante.

Six semaines après, elle a été mise en liberté et est retournée à sa maison, où elle a repris immédiatement le coït, comme si de rien n'était.

La deuxième fausse couche a encore eu lieu à Saint-Lazare, où elle se trouvait encore pour la même raison, ulcération du col.

Cette fausse couche a été très-douloureuse, avec une perte très-faible. Elle a laissé la malade très-souffrante pendant quinze jours environ.

Un mois après, elle est partie guérie de son ulcération. Et aussitôt arrivée dans sa maison, elle s'est de nouveau immédiatement livrée au coït

Pertes blanches continuelles et abondantes. Bon appétit, bonnes digestions, selles régulières.

Douleurs de reins très-vives, dues à la névralgie lombo-abdominale provoquée par l'état de la matrice, et s'irradiant jusque dans l'abdomen.

Marche assez facile, station debout pénible.

Sensation de pesanteur dans le bassin ; maux de tête fréquents.

Diathèse herpétique, caractérisée par des pellicules dans les cheveux, et des boutons sur les épaules et les bras, avec démangeaisons.

Maux d'yeux étant enfant, coryzas fréquents.

Au toucher, on trouve l'utérus abaissé, sans déplacement ; le col, atteint d'allongement hypertrophique, frotte directement sur le plancher vaginal.

L'utérus est peu mobile et, dans les culs-de-sac libres, on sent une augmentation notable de volume du corps de l'utérus, principalement de la face postérieure.

Le spéculum permet de constater un col rouge violacé, portant une ulcération ayant l'aspect fongueux, siégeant particulièrement sur la lèvre antérieure du museau de tanche. Les deux lèvres sont renversées en forme de bourrelet, et la muqueuse du canal cervical s'y étale en formant hernie.

L'isthme est infranchissable.

Points apophysaires douloureux, de la onzième dorsale à la troisième lombaire.

Le palper abdominal douloureux permet de sentir le fond de l'utérus au-dessus des pubis.

Le traitement consiste en applications de teinture d'iode sur la région lombo-sacrée, qui améliorent promptement la névralgie, en pansements glycérinés sur le col, répétés deux fois par semaine, pour modifier l'ulcération fongueuse de la muqueuse qu'on touche, avant d'appliquer chaque pansement, avec une solution alcoolique d'acide picrique à 10 p. 100.

L'amélioration est notable.

La régression de l'ulcération se fait en même temps que la diminution de volume de l'organe, et sous peu de jours la malade pourra être mise en liberté, guérie de son ulcération.

CONCLUSIONS

Après ce long exposé qu'accompagnent les résultats donnés par trois autopsies et de nombreuses observations, nous croyons être en état d'établir les conclusions suivantes :

1° La métrite chronique est beaucoup plus fréquente à la suite de la fausse-couche ou de l'accouchement qu'à toute autre époque de la vie d'activité sexuelle.

2° Ce n'est pas le travail de la fausse-couche ou de l'accouchement qui seul suffit à expliquer l'établissement de l'état morbide d'où résulte la métrite chronique.

3° Sous l'influence des causes énumérées dans ce travail, l'involution utérine s'arrête dans son évolution, agit alors comme cause irritative et favorise le développement des conditions qui produisent la métrite chronique.

4° C'est ainsi que s'explique l'augmentation de volume, l'agrandissement souvent considérable que présente l'utérus dès le début de l'envahissement de la métrite chronique.

5° L'involution utérine, arrêtée dans son évolution, ne conduit pas fatalement à la métrite chronique, car cette affection ne se développe que dans les organismes atteints d'affection constitutionnelle ou de diathèses.

6° Dans le cas où l'organisme est indemne de maladie générale, l'engorgement, le renversement, l'abaissement, la flexion ou la combinaison de ces différents états sont le résultat de l'arrêt d'involution.

7° Les causes de la métrite chronique consécutive à l'arrêt d'involution sont donc spéciales à l'individu, elles sont représentées par l'état diathésique.

8° Pour empêcher le développement de la métrite consécutive à la fausse-couche ou à l'accouchement, il suffit de favoriser l'involution utérine en laissant, pendant le temps que met normalement l'utérus à revenir sur lui-même (70 à 80 jours), l'appareil utéro-ovarien dans le calme le plus complet.

9° Cette régression peut être favorisée par de nombreux moyens thérapeutiques, au nombre desquels, les décongestionnants, l'hydrothérapie, les révulsifs sur la région lombaire jouent le principal rôle.

Enfin, dans ce même but, il importe de préciser qu'abandonner une femme qui vient de faire une fausse-couche ou un accouchement, se fiant à la bonne nature pour ramener l'appareil utéro-ovarien dans l'ordre normal, est une erreur grave contre laquelle on ne saurait trop réagir.

TABLE DES MATIÈRES

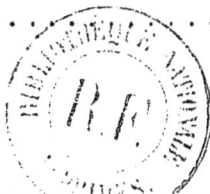

Paris. — A. Parent, imprimeur de la Faculté de Médecine, rue M.-le-Prince, 29-31.

Des diarrhées chroniques, et de leur traitement par les Eaux de Plombières par le docteur BOTTENTUIT, ancien interne des hôpitaux de Paris, rédacteur en chef de la *France Médicale*, médecin consultant aux eaux de Plombières, etc. in-8º 2 fr.

Guide médical aux Eaux de Plombières, par les docteurs BOTTENTUIT et HUTIN, avec 18 gravures et un plan des environs. Édition Diamant, reliée 3 fr.

Traité pratique des maladies des reins, par S. ROSENSTEIN, professeur de clinique médicale à Grœningue. Traduit de l'allemand par les docteurs BOTTENTUIT et LABADIE-LAGRAVE, 1 vol. in-8............................... 10 fr. »
Cartonné... 11 fr. »

Le diabète sucré et son traitement diététique, par A. CANTANI, professeur et directeur de clinique médicale à l'Université royale de Naples. Ouvrage traduit et annoté par le Dʳ H. CHARVET. 1 vol. in-8, avec 3 planches. Broché ..... 8 fr. »

Maladies chirurgicales du pénis, par J.-N. DEMARQUAY, chirurgien de la Maison municipale de santé, membre de l'Académie de médecine. Ouvrage publié par les docteurs G. VŒLKER et J. CYR. 1 vol. in-8, avec figures dans le texte et 4 planches en chromolithographie. Broché.................. 11 fr. »
Cartonné... 12 fr. »

Leçons de clinique médicale, faites à l'hôpital de la Charité, par le professeur JACCOUD. 1 fort vol. in-8 de 878 pages, avec 29 figures et 11 planches en chromolithographie, 3ᵉ édition, avec un joli cartonnage en toile.................. 16 fr.

Leçons de clinique médicale, faites à l'hôpital Lariboisière par le professeur JACCOUD 2ᵉ édit. 1 vol. in-8 accompagné de 10 planches en chromolith. Cartonné. 16 fr.

Traité d'anatomie descriptive, avec figures intercalées dans le texte, par PL.-C. SAPPEY, professeur d'anatomie à la Faculté de médecine de Paris, etc. 3ᵉ édition entièrement refondue, 4 vol. in-8. 1876-1877................... 60 fr.
Cartonné... 65 fr. »
Quelques exemplaires sur papier vélin........................... 80 fr. »

Leçons de clinique obstétricale, professées à l'hôpital des Cliniques, par le Dʳ DEPAUL, professeur de clinique d'accouchements à la Faculté de médecine de Paris, membre de l'Académie de médecine, rédigées par M. le Dʳ DE SOYRE, chef de clinique, revues par le professeur. 1 vol. in-8, avec figures intercalées dans le texte... 16 fr. »

Clinique médicale, par le Dʳ GUENEAU DE MUSSY, médecin de l'Hôtel-Dieu, membre de l'Académie de médecine, etc. 2 vol. in-8..................... 24 fr. »

Traité pratique des maladies du larynx, précédé d'un Traité complet de laryngoscopie, par le Dʳ CH. FAUVEL, ancien interne des hôpitaux de Paris. 1 vol. in-8, avec 144 figures dans le texte et 20 planches, dont 7 en chromolithographie. Broché.. 20 fr. »
Cartonné... 21 fr. »

L'ancienne Faculté de médecine de Paris, par M. CORLIEU. 1 vol. in-8, de 283 pages. 1877.. 5 fr. »

Les causes de la gravelle et de la pierre étudiées à Contrexéville pendant neuf années de pratique médicale, par DEBOUT. 1 vol. in-8 de 138 pages avec 32 figures dans le texte. 1876...................................... 3 fr. »

Essai sur les variations de l'urée et de l'acide urique dans les maladies du foie, par GENEVOIX. In-8 de 107 pages. 1876..................... 2 fr. 50

Traité d'anatomie pathologique, par M. LANCEREAUX, professeur agrégé à la Faculté de médecine de Paris, médecin des hôpitaux, etc. Tome 1ᵉʳ. Anatomie pathologique générale. 1 fort vol. in-8 de 838 pages avec 267 figures intercalées dans le texte. 1877. 20 fr. Cartonné.......................... 21 fr. »

Leçons sur les affections de l'appareil lacrymal comprenant la glande lacrymale et les voies d'excrétion des larmes, par MM. PANAS et CHAMOIN. 1 vol. in-8 avec figures dans le texte. 1877................................. 5 fr. »

Leçons cliniques sur les maladies du cœur, professées à l'Hôtel-Dieu de Paris, par M. BUCQUOY. *Quatrième édition*, 1 vol. in-8 de 170 pages, avec figures dans le texte, cartonné en toile. 1873............................. 4 fr. »

Leçons cliniques sur la syphilis étudiée plus particulièrement chez la femme, par M. Alfred FOURNIER, professeur agrégé, médecin de l'hôpital de Lourcine. 1 fort vol. in-8 avec tracés sphygmographiques. 1873. Br. 15 fr. Cart...... 16 fr. »

Frascator : la Syphilis, 1530 ; le Mal français, 1546, par M. Alfred FOURNIER ; traduction et commentaire. 1 vol. in-12 de 210 pages. 1870.... 2 fr. 50

De la Cure de l'Obésité aux eaux de Brides (Savoie), par M. le Dʳ Émile PHILBERT, médecin-consultant aux eaux de Brides, broch. in-8 de 16 pages. 50 cent.

Paris. — Typ. A. PARENT, imp. de la Faculté de médecine rue M.-le-Prince, 29-31